AF293405

Impressum

©   2025, Copyright der Originalausgabe dieses Buches

Traude Schubert, traude-schubert@gmx.de

Coverfoto:
https://www.piqsels.com/de/public-domain-photo-fjrdf

Verlag:
BoD · Books on Demand GmbH,
Überseering 33, 22297 Hamburg, bod@bod.de
Druck:
Libri Plureos GmbH, Friedensallee 273,
22763 Hamburg
ISBN: 978-3-8192-8010-8

Für die im Buch beschriebenen Anwendungen übernehme ich keine Haftung.
Sprechen Sie bitte alle Anwendungen mit Ihrem Arzt ab.

Hilfreiche, weniger bekannte Heilmittel

Traude Schubert

Vorwort

Hilfreiche, weniger bekannte Heilmittel

Unsere Natur bietet wirklich eine große
Vielfalt an Hilfen für unsere Gesundheit
und die unserer Tiere.
Immer wieder finde ich bei meinen Nach-
forschungen weitere, weniger bekannte
Heilmittel aus der Natur.

Dieses Buch enthält nun viele Informationen
um welche Pflanzen es sich handelt, und wie sie
angewendet werden können.
Wie z.B. die Zistrose von diesem Cover-Foto.
Sie ist eine sehr alte und sehr starke Heilpflanze.
Erste Hinweise auf die Verwendung der Zistrose
für medizinische Zwecke stammen aus dem 4.
Jahrhundert
vor Christus.

Traude Schubert

Inhalt

ARGININ (Aminosäure)

Arginin ist eine proteinogene α-Aminosäure.
Für den Menschen ist sie semi-essentiell.
Der Name leitet sich vom lateinischen Wort *argentum*
(Silber) ab, da die Aminosäure zuerst als Silber-Salz
isoliert werden konnte.
Diese Aminosäure hat den höchsten Masseanteil an
Stickstoff von allen proteinogenen Aminosäuren.
Im Dreibuchstabencode wird L-Arginin mit **Arg** und im
Einbuchstabencode als **R** abgekürzt, wobei R für
Arginine aufgrund der phonetischen Ähnlichkeit
zugeordnet wurde.
Quelle: Wikipedia

Wofür ist Arginin hilfreich?
Arginin ist wichtig für die Bildung von Stickstoffmonoxid
im Körper.
Zahlreiche Studien haben gezeigt, dass Stickstoffmonoxid die Blutgefäße weitet und den Blutdruck senkt.
Wenn nicht genügend Arginin zur Verfügung steht, kann
es zu Durchblutungsstörungen, Bluthochdruck und auch
zu Erektionsstörungen kommen.

Wann sollte man L-Arginin nicht einnehmen?
Wenn man bereits Blutverdünner einnimmt oder einen

Herzinfarkt hatte, sollte man von einer Einnahme von Arginin absehen.
Die Einnahme von L-Arginin sollte auf jeden Fall mit dem Arzt abgesprochen werden!

Welche Nebenwirkungen hat Arginin?
Obwohl Arginin häufig zur Verbesserung der Herz-Kreislauf-Gesundheit eingesetzt wird, können in bestimmten Situationen unerwünschte Effekte auftreten:
Blutdruckabfall: Da Arginin die Gefäße erweitert, kann es in seltenen Fällen zu einem zu starken Abfall des Blutdrucks führen.

In welchem Essen ist Arginin enthalten?
Natürliches L-Arginin ist in vielen **eiweißreichen** Lebensmitteln enthalten,
-        Fleisch, vor allem Kalb- und Rindfleisch
-        Nüsse, Haselnüsse, Sojabohnen, Weizenkeime, Mandeln und vor allem Erdnüsse
-        Hülsenfrüchten, vor allem Erbsen, Linsen und Sojabohnen
-        Fisch, z.B. Lachs, Sardinen und vor allem Garnelen
-        Getreideprodukte, Weizen, Hafer, Buchweizen
-        Käse, hier vor allem Edamer 30 % F.i.Tr.
-        Obst, hier vor allem Feigen

Den höchsten Anteil an Arginin enthalten jedoch **Kürbiskerne**.
Auch Meeresfrüchte wie Garnelen liefern die wertvolle Aminosäure.
Milchprodukte enthalten hingegen verhältnismäßig wenig Arginin.

Ist Arginin gut für das Herz?
Die Aminosäure L-**Arginin** hat als Quelle des Signal-
moleküls NO eine wichtige Bedeutung für die Vorbeu-
gung und Therapie von **Herz**-Kreislauf-erkrankungen.
Ein optimaler Begleitpartner von L-**Arginin** ist sein
Baustein L-**Citrullin**.

Kann man L-Arginin jeden Tag einnehmen?
Bis 10.000 Milligramm L-Arginin kann ein erwachsener
Mensch täglich problemlos einnehmen.
Bei einer Überdosierung ab 15.000 Milligramm pro Tag
können Übelkeit und Verdauungsbeschwerden bei
L-Arginin auftreten. Deshalb sollte man sich immer an die
Einnahmeempfehlungen des Herstellers halten.

* * *

Der stärkste Blutdrucksenker ist die Aminosäure Arginin.

1998 gab dafür den Nobelpreis in der Medizin, doch es
wurde nicht weiter verfolgt. Arginin ist ein Naturstoff und
kann daher nicht patentiert werden.

Quelle und weitere Informationen:
https://www.spektrum.de/news/nobelpreis-fuer-medizin-
1998/341586

* * *

CHAGA UND HUAEIR PILZE

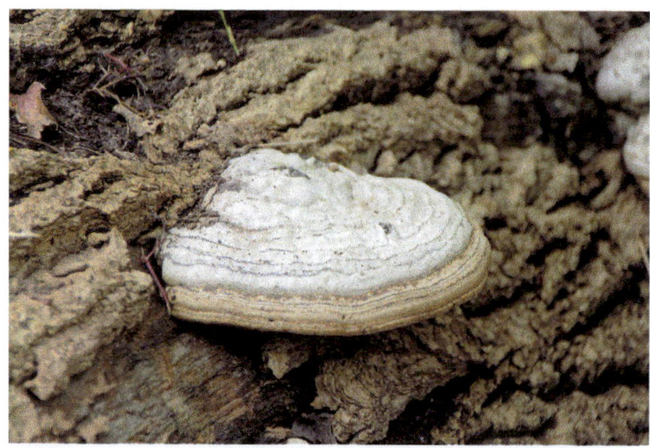

Chagapilz

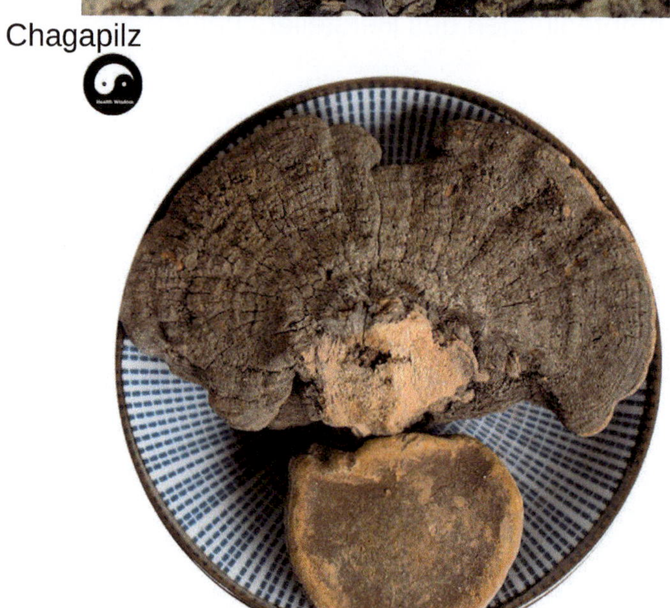

Huaierpilz

Anfang dieses Jahres las ich den ersten Bericht über Pilze, die auch Krebs heilen können.
Ich suchte und fand mehr und mehr Informationen dazu. Diese habe ich dann mit Einverständnis und Hilfe von Herrn Dr. Peter F. Mayer in einem Buch zusammen gefasst.

„ PILZE contra Krebs und anderen Erkrankungen „

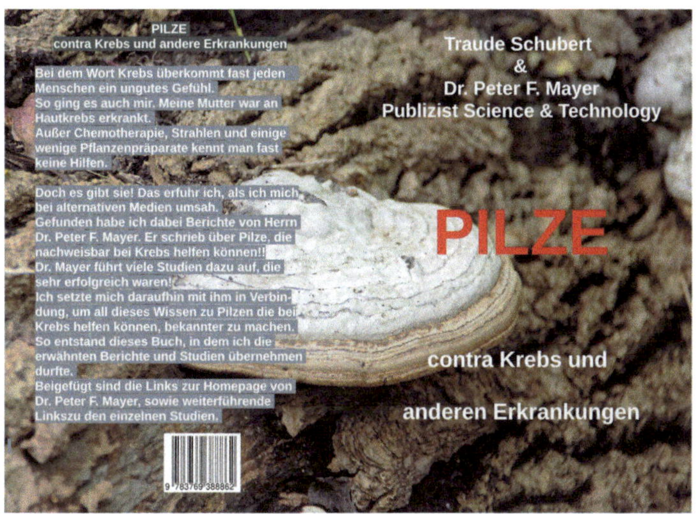

https://buchshop.bod.de/pilze-contra-krebs-und-anderen-erkrankungen-traude-schubert-9783769388862

Die Zahl der Krebsfälle hat in den vergangenen drei Jahr rasant zugenommen und wächst weiterhin. Daher stellt sich die Frage nach effizienten Behandlungen und vorbeugenden Maßnahmen. Außer der mit schweren Nebenwirkungen verbundenen Chemotherapie hat die Biochemie natürliche Verfahren anzubieten.

Heilpilze bieten weitere hochwirksame Ansätze, wie
Studien mehrfach nachgewiesen haben.
Einen Überblick über die verschiedenen Möglichkeiten
der wirksamen Bekämpfung von Krebs habe ich kürzlich
in diesem Artikel gegeben.

* * *

Link hierzu:
https://tkp.at/2024/04/20/krebs-nach-impfung-am-
vormarsch-was-dagegen-hilft/

Auszug aus dem Text:
Wir wollen uns mal ansehen was die Experten dazu
sagen. Renommiert ist da vor allem das Deutsche-
Krebsforschungszentrum (DKFZ), das immer wieder
darauf hinweist, dass eine Erhöhung des Vitamin D
Spiegels eine wirkungsvolle Vorbeugung gegen Krebs ist.
In einer am 11.2.2021 veröffentlichten Presserklärung
wird berichtet, dass gleich drei Metaanalysen klinischer
Studien in den letzten Jahren zu dem Ergebnis kamen,
dass eine Vitamin D-Supplementierung mit einer
Verringerung der Sterberate an Krebs um etwa 13
Prozent einherging.
Diese Ergebnisse übertrugen Wissenschaftler im DKFZ
auf die Situation in Deutschland und errechneten:
Bei einer Vitamin D-Supplementierung aller Deutschen
über 50 Jahre könnten bis zu 30.000 Krebstodesfälle pro
Jahr vermieden und mehr als 300.000 Lebensjahre
gewonnen werden – bei gleichzeitiger Kostenersparnis.
Mehr in diesem TKP-Artikel.

Link hierzu:
https://tkp.at/2021/02/13/deutsche-krebsforscher-vitamin-
d-schuetzt-vor-krebs-und-uebrigens-auch-vor-covid/

Das ist ja nun keine besonders überraschende
Erkenntnis, ist doch klar, dass das Immunsystem die
Instanz ist, die Tumorzellen vernichtet und beseitigt.

**Der Medizin Nobelpreis 2018 ging an Forscher, die
gezeigt haben, dass Krebs durch die Stärkung des
Immunsystems bestens bekämpft werden kann.**
Hat zu tun mit dem Genschalter HIF, der in der
Krebszelle Gene für die Glykolyse und Angiogenese
einschaltet. Damit kann der Krebs wachsen, sich
ernähren und mit Blut vorsorgen. Für den Abbau von HIF
werden Sauerstoff und Vitamin C benötigt, denn Vitamin
C ist Co-Faktor des Enzyms, das für den Abbau
ausschlaggebend ist.

Japanische Studien haben gezeigt, dass Huaier Pilze
(Trametes robiniophila murr) nicht nur Krebs bis ins
Stadium IV heilen, sondern auch Impf-Spikes aus dem
Körper entfernen. Dies ist auch Voraussetzung für
Heilung eines mRNA-induzierten Krebses.

Link hierzu:
https://tkp.at/2023/05/30/japanische-studie-zeigt-wie-
huaier-pilz-krebs-bekaempft-und-schaedliche-impf-spike-
aus-dem-koerper-entfernt/

Darüber gibt es ausführliche TKP-Artikel **hier** und **hier**.
Anderen Pilzen werden schon seit langer Zeit ähnliche
Wirkungen bezüglich Krebs zugeschrieben, wie etwa
dem Chaga Pilz, der ein starke regulierende und
stärkende Wirkung auf das Immunsystem hat.

Links hierzu:

https://tkp.at/2022/10/05/studie-c19-impfungen-fuehren-zu-vorzeitiger-zell-alterung-und-foerdern-krebserkrankung-video-mit-florian-schilling/

https://tkp.at/2023/05/30/japanische-studie-zeigt-wie-huaier-pilz-krebs-bekaempft-und-schaedliche-impf-spike-aus-dem-koerper-entfernt/

Ähnliches erreicht man mit der **Schmetterlingstramete**. Kommen wir zum Sauerstoff. Wir wissen seit etwa 100 Jahren, dass sich Tumorzellen durch Vergärung von Zucker ernähren, also ohne Sauerstoff.
Die Erkenntnis stammt vom deutschen Biochemiker Professor Otto Warburg (Nobelpreis 1931). Warburg konnte zeigen, dass die Krebszelle in erster Linie von Zucker lebt, und den – obwohl genügend Sauerstoff vorhanden – ohne Sauerstoff vergärt. Mit ziemlich armseliger Energieausbeute.

An der Universität Graz konnte **Professor Frank Madeo** zeigen, dass
- die Reduzierung der Zellatmung (also Atemnot) den programmierten, natürlichen Zelltod, die sogenannte Apoptose, vermindert und deshalb Zellen unkontrolliert leben lässt.
- Unkontrolliertes Überleben heißt rasches Wachstum, heißt Krebs.

Prof. Madeo: *„Diese erhöhte Resistenz (gegen den Zelltod) könnte entscheidend zur Tumorbildung und Bösartigkeit (Metastasierung) beitragen."*

Die Studie mit dem Titel:

„The Warburg Effect Suppresses Oxidative Stress Induced Apoptosis in a Yeast Model for Cancer" (Der Warburg-Effekt unterdrückt die durch oxidativen Stress ausgelöste Apoptose in einem Hefemodell für Krebs) ist in Plos One erschienen.

Link hierzu:
https://journals.plos.org/plosone/article?id=10.1371/
journal.pone.0004592

Mit diesem Modell sei den Grazer Forschern der Beweis eines Überlebensvorteils von Zellen durch den sogenannten Warburg-Effekt gelungen. Also
- aggressive Krebszellen ernähren sich von Zucker (Glykolyse)
- bei gleichzeitiger Verminderung der Sauerstoff-Atmung.

Erhöhte Atmungsaktivität, also mehr Sauerstoffzufuhr hemmt das Wachstum von Tumoren. So Madeo.
Und weiter erklärt der schlanke Universitätsprofessor:

„ „Interessanterweise ist Ausdauersport eine der besten vorbeugenden Maßnahmen gegen Krebs. Dabei wird sowohl die Sauerstoffversorgung des Körpers erhöht, als auch Zucker verbraucht. Beides, klassisch nach der Warburg-Hypothese, Gift für die Krebszelle."

* * *

Mehr Informationen zu Huaier und Chagra Pilzen finden Sie in o.g. Buch.

CISSUS – SO HILFREICH

Wissenschaftlicher Name: Cissus
Familie: Weinrebengewächse (Vitaceae)

Cissus ist eine Pflanzengattung innerhalb der Familie der Weinrebengewächse.
Die etwa 350 Arten kommen meist in den Tropen der Alten Welt sowie Neuen Welt vor.
Wenige Arten werden als Zierpflanze verwendet und manchmal Klimme oder Zimmerrebe genannt.
Quelle: Wikipedia

Cissus ein Geniestreich der heilenden Natur

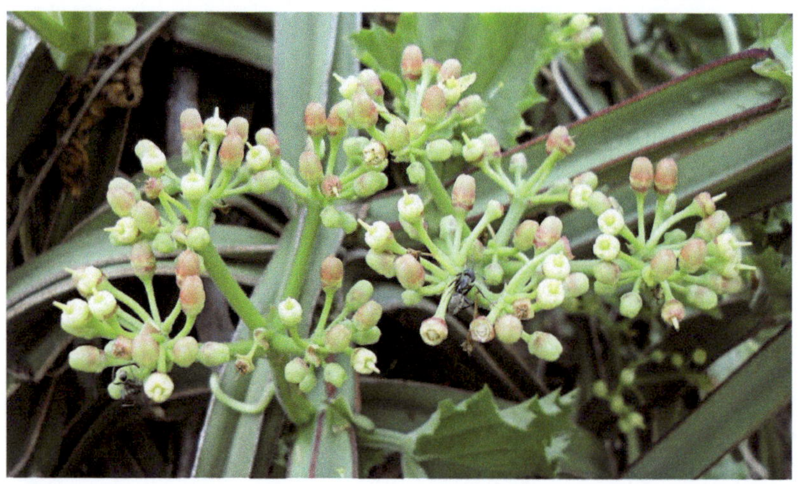

Quelle:
https://www.lokalkompass.de/duisburg/c-natur-garten/
cissus-ein-geniestreich-der-heilenden-natur_a581042
Autor: Helmut Achterath

In Kletter- oder Lianengewächsen verbirgt die virtuose Natur oft ungeahnt heilsame Drogen, wie in der erst jüngst wiederentdeckten Kletterpflanze Cissus.
Diese Droge entstammt dem Arzneischatz der traditionellen Medizin Indiens.
Ihre „Heilbegabung" liegt vor allem auf dem Gebiet der **Knochenheilung**.

Cissus: besonders heilbegabt bei Knochenbrüchen.

Schon im Beitrag „Strophanthin: vergessenes Herz-Ass gegen Infarkt" ist von einer Lianenart die Rede, die allumfassend gegen Herzinfarkt wirkt.
Längst haben die Pharmagewaltigen Strophanthin den Stempel des Vergessens aufgedrückt, um statt dessen ihre synthetischen Herzpräparate nebenwirkungsaktiv zu vermarkten.
Hier ist von einer weiteren heilsamen wiederentdeckten Kletterpflanze der Gattung Cissus die Rede.

Genauer, **Cissus quadrangularis** gehört zu den rund 350 sub-/tropischen Kletterpflanzen mit einer **erstaunlichen Heilkraft**, vor allem bei **Knochenerkrankungen**, denn sie besitzt einen positiven Einfluss auf die organische und mineralische Phase bei der Knochenheilung.
Übrigens heißt die bis zu 1,5 Meter groß werdende Kletterpflanze im Volksmund sinnigerweise auch „Rückgrad des Teufels".
Dies wegen ihrer im Querschnitt viereckigen Zweige mit Knoten (Nodi), die an eine Wirbelsäule erinnern.
Es gibt ja eine Reihe von Beispielen aus der Natur, bei denen moderne wissenschaftliche Untersuchungen die

Gültigkeit der alten Signaturenlehre bestätigten.
So enthält die Walnuss als traditionelles Heilmittel bei Krankheiten des Kopfes – wegen ihrer Ähnlichkeit mit dem menschlichen Hirn – tatsächlich für das Gehirn wertvolle Fettsäuren.
Beim knöchernen Habitus des Cissus glaubt man gerne, dass der Cissus Knochenspezialist ist. Nun, in unseren Breiten ist meines Wissens auch der krautige echte Beinwell seit alters her als „Knochen-Heilkraut" bekannt. Sein Name steht sogar für sein spezifisches Heilprogramm bei Knochenbrüchen, Verletzungen von Bändern und Sehnen und offenen Wunden.

Auffällig ist, dass man gerade in jüngster Zeit vermehrt fernöstliche Kräuter mit volksheilkundlichem Hintergrund wissenschaftlich auf ihre Heilwirksamkeit testet und sie durch den „Studien-Wolf" dreht.

Warum befasste sich unsere Wissenschaft gerade mit diesem fernöstlichen Kraut und attestiert ihm nach langen Studien überragende Heilkräfte? – n**icht nur bei der Knochenheilung, die sich nachweislich zeitlich um mehr als 30% verkürzt.**
Cissus quadrangularis leistet weitaus mehr, z.B. neutralisiert es den anabolischen Effekt von endogenem Cortison.

Die Volksmedizin in Indien behandelt folgende Erkrankungen mit der Cissus quadrangularis Droge:
-        Neben Kocheinbrüchen
-        auch Wurmerkrankungen,
-        Asthma,
-        Herzrhythmusstörungen,

- Blutungen,
- Brustkrebs,
- Furunkel,
- Magen-Darm-Beschwerden,
- Hautkrankheiten,
- Menstruationsbeschwerden,
- Sterilität,
- Gonorrhoe,
- Syphilis und
- Tuberkulose.

Ferner setzt man es als:
- Abortivum,
- Brechmittel und
- zur Geburtserleichterung ein.

Cissus – ein Knochenspezialist par excellence.

Vorab: Unsere Knochen sind keine starren Gebilde, denn sie unterliegen einem ständigen Auf- und Abbauprozess – auch nach abgeschlossenem Längenwachstum.

Hand in Hand arbeiten dabei zwei Zelltypen:
Während die Abbauzellen, die Osteoklasten, ständig Knochenmaterial auflösen, ersetzen Aufbauzellen, die Osteoblasten, die gleiche Menge durch neue Knochensubstanz.
Diese Dynamik ist vonnöten, weil unsere Knochen ständig wechselnden Belastungen ausgesetzt sind; sie müssen sich eben anpassen.

Das weibliche Hormon Östrogen reguliert dabei die Aktivität der Osteoblasten, so dass der

Knochenabbau im Normalfall ausreichend gebremst ist.

Das ganze Leben hindurch findet dieses Wechselspiel statt. Mit zunehmendem Alter lässt die Aktivität der Knochenaufbauzellen mehr und mehr nach.
Etwa ab dem 45. Lebensjahr verliert der Mensch pro Jahr ungefähr 1% an Knochenmasse.

Studien bewiesen, dass Cissus jede Phase der Knochenheilung beschleunigt, nämlich die:
-       fibroblastische Phase (faserbildende Zellen) in der ersten Woche,
-       Kollagen-Phase (Struktur-Proteine) in der zweiten Woche und
-       osteochondroitale Phase (Umwandlung von Knorpel zu Knochen) in der dritten und vierten Woche.

Die Praxis zeigt, dass sich die Heilungszeit von sechs auf vier Wochen verkürzt.
Bereits nach sechs Wochen hatten die Knochen der mit Cissus Behandelten 90% die ursprüngliche Stärke, während die unbehandelte Gruppe nur auf 60% kam.

Cissus stimuliert alle an der Knochen- und Gewebeheilung mitwirkenden Zellen, nämlich:
-       die Fibroblasten,
-       die Chondroblasten (Zellen des Knorpelgewebes) und Osteoblasten.
So ist eine optimale Heilung selbst bei komplizierten Brüchen möglich.

Außerdem regeneriert sich das Bindegewebe und die Osteoblasten können die Mineralisation des neugebildeten Knochengewebes (Callus) aufbauen. Heilerfolge bei Osteoporose und nach Cortison-Behandlung

Auch auf die Heilung von Osteoporose hat Cissus Optionen.
Hier wird die verloren gegangene normale Knochendichte wieder hergestellt.

Nebenbei profitieren auch die Zähne, denn auch sie werden gestärkt.
Verletzungen – selbst wenn sie schon lange zurückliegen
- von Sehnen,
- Bändern,
- Knorpeln
– heilen in kürzester Zeit, oft ohne Operation!

Sind Knochen oder Muskeln durch eine Cortison-Behandlung oder durch hohe Cortisolspiegel geschwächt, verschafft Cissus Heilung.
Die Knochen kräftigen sich, die Muskulatur wird wieder aufgebaut.

Nicht nur bei Sportlern ist die Heilpflanze beliebt, denn sie regt die Bildung von Muskeln an, stärkt das gesamte Binde- und Stützgewebe, also Sehnen, Bänder, Gelenke, Knochen und verkürzt die Zeit der Regeneration. Für diese positiven Effekte ist der Ketosteron-Gehalt verantwortlich.

Vollbepackt mit Heilstoffen aller Art!!

Die wiederentdeckten Einsatzgebiete von Cissus sind
vielfältig.
Zahlreiche Studien belegen die Wirksamkeit von Cissus
quadrangularis eindeutig.

Die Inhaltsstoffe sind u.a.
- Carotin,
- viel Vitamin C,
- Calcium und
- Phytosterole;

das sind Verbindungen aus der Klasse der Sterine.

Der **Ketosteron-Gehalt** spielt eine besondere Rolle, hat
er doch eine Muskel-aufbauende, also anabole Wirkung.
Das interessiert nicht nur aktive Körpergestalter wie
Bodybuilder.
Vom fettfreien Muskelaufbau profitieren auch Menschen,
die mit einer gekräftigten Muskulatur Wirbelsäule und
Gelenken unterstützen und entlasten wollen.

Viele Rückenbeschwerden haben bekanntlich ihre
Ursache in einer zu schwachen Bauchmuskulatur als
Antagonist (Muskelgegenspieler) zur Rückenmuskulatur.
Cissus zur Gewichtsabnahme

Eine andere Studie belegte die positive Wirkung von
Cissus quadrangularis hinsichtlich **Gewichtsreduktion**.

Auch die **Blutzuckerspiegel** und erhöhte **Blutfettwerte**
der Probanden sanken in den Normbereich.
Durch die Blutzucker-senkende Wirkung sollten

Diabetiker die Anwendung von Cissus mit ihrem behandelnden Arzt zuvor besprechen – falls dieser die Zusammenhänge kennt.

Cissus: die gesunde Alternative zu Anabolika!
Sogar alte Verletzungen lassen sich positiv beeinflussen.
Das ist besonders wichtig für Leistungssportler, vor allem aber bei Bodybuilder, die mit Cissus auf gesunde Weise Muskeln aufbauen wollen.
Die anabole Wirkung ist auf den hohen Testosterongehalt des Heilgewächses zurückzuführen.
Es hat eine angenehme Doppelwirkung: Muskelmasse wird schneller aufgebaut und zusätzlich regeneriert sich die Muskulatur.

Cissus wirkt ohne den Hormonhaushalt zu modulieren und steuert dem Muskelabbauenden (katabolen) Stresshormon Cortisol entgegen.

Anabole Steroide wie in Cissus steigern die Proteinsynthese spürbar, was zu den genannten aufbauenden Effekten hinsichtlich Muskeln, Sehnen, Bändern, Gelenken und Bindegewebe führt.
Cissus erhält die Muskelmasse dabei besser als jede andere natürliche Substanz und lindert Schmerzen.

Anabolika zeigen neben der anabolen Wirkung auch **androgene Wirkung** (männliche Hormone).
Das kann zu erheblichen Nebenwirkungen führen.
Cissus ist frei davon. Zusätzlich zu den muskelaufbauenden, kraftsteigernden Eigenschaften schützen Antioxidantien des Cissus vor Freien Radikalen, die ja im harten Training verstärkt auftreten.

Cissus ist entzündungshemmend,schmerzstillend und fiebersenken.
Erwähnenswert ist seine schmerzlindernde Wirkung.
Bei Schmerzen des Bewegungsapparats gab es schon **überraschende Beobachtungen**:
So manch marodes Kniegelenk blieb bis zur Operation dank Cissus nahezu schmerzfrei.

Außerdem **verhindert** es – wie Aspirin und andere Schmerzmittel – die Umwandlung der Arachidonsäure in Prostaglandine.
Diese Stoffe bildet der Körper, wenn Kopf-, Nacken- und Schultermuskeln verspannt sind und der Blutfluss zum Gehirn vermindert ist.

Durch Bildung gefäßerweiternder Prostaglandine versucht der Körper den Blutfluss in einer Art Überschussreaktion zu erhöhen.
Der Druck im Gehirn steigt an: Kopfschmerzen entstehen.
Cissus wirkt entgegen, indem es das Enzym Cyclooxygenase blockiert, das ja die Prostaglandine entstehen lässt.

Bei Rheuma zerstören Entzündungen die Gelenke:
Es wird Arachidonsäure freigesetzt, die sich durch Cyclooxygenase in Prostaglandine umwandelt.
Diese Prostaglandine reizen dann die freiliegenden Nervenfasern: Schmerzen entstehen.
Daher gelten Prostaglandine als Schmerzverstärker.
Zusätzlich sorgen sie für eine bessere Durchlässigkeit der Gefäßwände für Abwehrzellen.
Diese verstärken damit die Entzündungsreaktion.

Weil Cissus die Prostaglandin-Bildung hemmt, können Entzündung und Schmerzen abklingen.

Cissus ist antibakteriell und antioxidativ
Pflanzen entwickelten in ihrer langen Evolution Multi-Abwehrstoffe, die sie vor Fressfeinden, Schädlingen und Sonnenschäden durch Freie Radikale schützen.
Wie andere Pflanzen auch, ist Cissus nicht nur gegen schädliche Bakterien wirksam, sondern auch gegen Pilze und Würmer sowie gegen Freie Radikale und von oxidativem Stress begleitete Erkrankungen.

Cissus schützt u.a. Gefäße und Magen bei Krämpfen.
Cissus enthält wirksame **Bioflavonoide**, die das Gefäßsystem pflegen.
Dank Cissus wirkt sich das positiv auf
-       Gefäße und Herz- Kreislauferkrankungen aus.
-       Es senkt nebenbei auch Blutzucker,
-       Cholesterin und
-       Triglyceride,
-       unterstützt bei Diabetes und
-       wirkt Erkrankungen der arteriellen Gefäße entgegen.
-       Selbst bei Asthma,
-       Husten und
-       Epilepsie soll die Kletterpflanze helfen.

Sie schützt:
-       den Magen,
-       wirkt Magengeschwüren entgegen,
-       hilft bei Verdauungsstörungen, v
-       vor allem bei Reizmagen.

**Alles in allem bietet Cissus ein breites Wirkspektrum, das man gerade erst im Ansatz erforscht und begreift.
Dabei hat es keine toxischen Wirkungen und ist auch in der Langzeiteinnahme sicher.**

Unverträglichkeiten kann es – wie bei allem – auch bei Cissus geben, etwa wenn man Klettergewächse nicht verträgt
-        Durchfall,
-        trockener Mund,
-        Kopfschmerzen,
-        Blähungen).

Auch Abnehmen mit Cissus ist kein Trugbild

Dass Cissus sogar den Fettabbau **effektiv unterstützt**, wies eine Doppelblindstudie nach (92 Personen mit einem Body Mass Index von mehr als 30).

Es gab drei Gruppen:
-        Placebo,
-        Cissus ohne Diät und
-        Cissus mit einer Diät von 2100 bis 2200 kcal pro Tag.

Alle Probanden erhielten zwei Mal täglich 514 mg Cissus-Extrakt oder das Placebo über acht Wochen.

Das Ergebnis: Unabhängig von der Ernährung zeigte sich bei allen Teilnehmern die **Cissus einnahmen**,
-        eine signifikante Reduktion des Gewichts,
-        eine Normalisierung des Blutzuckerspiegels sowie

-       die Senkung des LDL-Cholesterins und
-       der Triglyceride.

All diese Reduktionen verbessern die Herz-Kreislauf-
Risikofaktoren, namentlich bei fettleibigen Menschen.
Weitere Multitalente wirken synergetisch als biologische
Verstärker.

**Die positive Wirkung durch Cissus auf den
Knochenstoffwechsel und auf andere Körperzonen
könnte man durch Zugaben weiterer Multitalente aus
dem Pflanzenreich verstärken.**

Dafür gibt es Beispiele.
Denken Sie z.B. an das herausragende indische Gewürz
Curcuma (Curcumin) gegen Krebs, dessen Bioverfüg-
barkeit um mehr als Faktor 1000 durch Zusatz von
schwarzem Pfeffer gesteigert wird.

So wäre es denkbar, dass **Rotklee** und **Wild-Yams** aus
Mexiko durch ihre Phyto-Hormone die Wirksamkeit von
Cissus verstärkt.
**Denken Sie an die zellschützende, blutreinigende und
regulierende Wirkung im menschlichen Hormon-
haushalt, sein Schutz gegen Knochenschwund im
Alter und gegen Arteriosklerose.**

Allein das Phyto-Hormon Zeatin im optimiert
Zellwachstum, Stoffwechsel und Energietransport im
Körper.
Zudem hilft hier die ergiebige Calcium-Quelle im Verein
mit dem Spurenelement Bor im **Moringa** z.B. gegen die
altersbedingte Osteoporose vorzubeugen.

Weitere Informationen zu Cissus

Fördert die Heilung und den Wiederaufbau von Bändern, Sehnen, Gelenken und Knochen!!
Cissus Xplode Fördert Heilung und Wiederaufbau von Bändern, Sehnen, Gelenken und Knochen!
Am Bekanntesten dürften die positiven Auswirkungen von Cissus Quadrangularis auf Bänder, Sehnen, Gelenke und Knochen sein.

Wie sollte man Cissus einnehmen?
Ob eine bestimmte Tageszeit für die Einnahme von Cissus quadrangularis besser ist als eine andere, ist nicht bekannt.
Generell wird empfohlen, Nahrungsergänzungsmittel und Medikamente zu staffeln, um Wechselwirkungen zu vermeiden .

WICHTIG:
Ein Arzt kann Ihnen dabei helfen, einen Tagesplan für die Einnahme von Nahrungsergänzungsmitteln und/oder Medikamenten zu erstellen.

* * *

Wer sollte Cissus quadrangularis nicht einnehmen?

Kontraindikationen.
Dieses Arzneimittel ist bei Patienten mit bekannten Allergien gegen Cissus Quadrangularis kontraindiziert.
Auch Patienten mit **Nierensteinen** oder **Hyperkalzämie** sollten die Anwendung dieses Arzneimittels vermeiden

Was bewirkt Cissus für den Körper?

Cissus quadrangularis könnte antioxidative, **schmerzstillende** und **entzündungshemmende** Wirkungen haben.
Es könnte auch helfen, das **Knochenwachstum anzuregen**.
Menschen verwenden Cissus quadrangularis gegen **Fettleibigkeit, Knochenbrüche, Gelenkschmerzen, geringe Knochendichte und viele andere Beschwerden**.
Aber es gibt keine guten wissenschaftlichen Beweise für die meisten dieser Anwendungen.

Können Diabetiker Cissus einnehmen?

Die Ethylacetatfraktion von Cissus quadrangularis ist reich an Quercetin und dies deutet darauf hin, dass die Ergänzung von CQSF als Nahrungsergänzungsmittel zur Linderung diabetischer Komplikationen von Nutzen sein könnte .

* * *

Woraus besteht Calzbone?

"Calzbone" ist ein Handelsname für einen Extrakt aus der tropischen Kletterpflanze Cissus quadrangularis (auch bekannt als "Rückgrat des Teufels" oder "Asthisamharaka").
Der Extrakt wird als Nahrungs-ergänzungsmittel verwendet, um die Knochengesundheit zu unterstützen.
Das proprietäre Calzbone® ist ein standardisierter Stammextrakt aus Cissus quadrangularis, der konkrete gesundheitliche Vorteile in Bezug auf Biomineralisierung und Knochengesundheit bietet.

CISTUS INCANUS – ZISTROSE

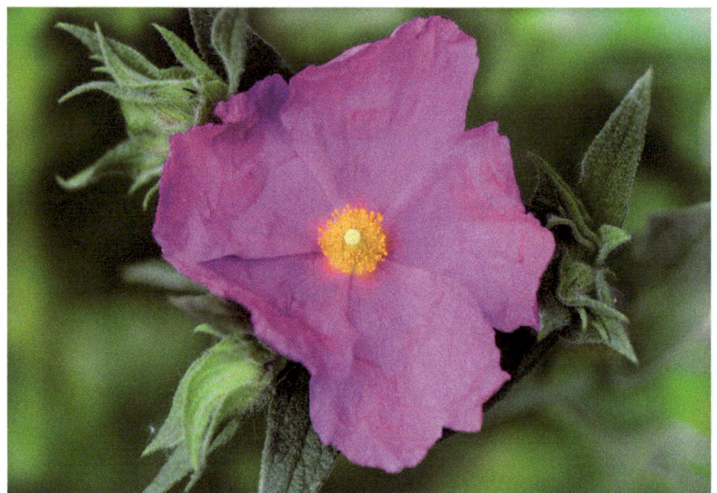

Was ist Cistus Incanus?
(Zistrose)

Bereits in der Antike war Cistus Incanus in südlichen Ländern bekannt und kam häufig zur Anwendung.
Vor allem kalk- und nährstoffarmer Boden begünstigt das Wachstum des Gewächses.
Besonders wohl fühlen sich die Sträucher in warmen, sonnenreichen Regionen.
Die Pflanze ist daher vor allem in südlichen Gegenden wie Italien, Frankreich sowie Nordafrika beheimatet – dabei sind mittlerweile bis zu 24 unterschiedliche Arten des Gewächses bekannt.
In West- und Mitteleuropa wurde Cistus Incanus erst vor einigen Jahren entdeckt.

Die Zistrose (Cistus) ist eine sehr alte und sehr starke Heilpflanze.
Erste Hinweise auf die Verwendung der Zistrose für medizinische Zwecke stammen aus dem 4. Jahrhundert vor Christus.

Mittlerweile wird die Pflanze bei Mensch und Tier zur Behandlung von Leiden:
- wie Augenkrankheiten,
- Bronchialerkrankungen sowie
- Infektionen eingesetzt.

Außerdem wird ihr eine **blutstillende Wirkung** nachgesagt.
In unseren Breiten wird mit der Zistrose derzeit auch in Bezug auf ihre antiviralen Eigenschaften experimentiert – so **soll diese ein wirksames Mittel zur Bekämpfung von Borreliose sein.**

* * *

Diese vielseitige Wirkung

Gemäß medizinischen Tests und der Meinung von Experten soll die Zistrose
- eine immunsteigernde Wirkung haben.
- Auch hemmt diese das Wachstum von Viren
- und Bakterien im Körper.

So ist es mithilfe dieser Pflanze unter anderem möglich, Pilzerkrankungen oder einen Bakterienbefall einzudämmen.

Des Weiteren kann das Gewächs bei:
-        Hauterkrankungen,
-        Allergien und Ekzemen, die bei einigen
         Hunderassen besonders oft auftreten, Abhilfe
         schaffen.

Zu finden sind die medizinischen Wirkstoffe von Cistus
Incanus vor allem im Kraut.
Verantwortlich für die heilende Wirkung sind im Gewächs
enthaltene **Polyphenole** – hierbei handelt es sich um
Wirkstoffe, die gleichermaßen in der **Aroniabeere** oder
im **Granatapfel** enthalten sind.

Weitere wichtlge Stoffe, die im Kraut enthalten sind,
heißen **Flavinoide**.
Hierbei handelt es sich um Wirkstoffe, die in vielen
Pflanzen- und Obstsorten enthalten sind.
Dabei fördern sie die Immunabwehr.

Zusätzlich gehören Flavinoide zur Gruppe der so
genannten „Antioxidantien".
Somit sind sie dazu imstande, **freie Radikale im
Organismus zu bekämpfen.**
Auf diese Weise beugt dieser Inhaltsstoff
Krebserkrankungen vor.

Doch nicht nur das – Flavinoide können auch zur
Vorbeugung von **Harnweginfekten** zur Anwendung
kommen.

Ist Dein Liebling also auch in der kalten Jahreszeit oft
und für längere Zeit im Freien unterwegs, kann sich die
Verabreichung von Cistus Incanus durchaus lohnen.

Die Vorteile von Cistus Incanus auf einen Blick:

- hilft bei Magen- und Darmbeschwerden
- gutes Hausmittel gegen Erkältungen und Grippe
- lindert Entzündungen auf der Haut,
  (Waschungen/Kompressen mit Cistustee)
- beugt Krebserkrankungen vor
- stärkt das Immunsystem
- wirkt blutverdünnend
- stabilisiert die Blutgefäße von Mensch und Tier
- senkt schädliches Cholesterin
- wirkt vorbeugend gegen Schädlingsbefall
- sorgt für ein glänzendes Fell
- Neurodermitis (Cistus-Bad)
- Hämorrhoiden (Sitzbäder)
- Aphthen, Bläschen im Mund, Karies (Cistus-
  Spray), Mundspülungen mit Cistustee
- zusätzlicher Schutz vor Bakterien, Zahnbelag
- bei Pilzinfektionen
- bei Borreliose (Schmerzlinderung in Gelenken)
  (ätherisches Cistrosenöl hat tödliche Wirkung
  auf Borrelien)

* * *

WICHTIG:
- Bitte achten Sie auf eine abwechslungsreiche und
  ausgewogene Ernährung und gesunde
  Lebensweise.
- Zistrose Bio Tee und Cistus bio Tee ist auch für
  Kinder, Schwangere und Stillende geeignet.

Quelle: https://www.shop-apotheke.com

Tipp:
- mit Zitrone und Honig verfeinern.
- Kalt gemischt mit Fruchtsäften oder als Eistee zubereitet ist der Cistus Tee ein ideales Erfrischungsgetränk

Variation:
Für einen besonders intensiven herb-aromatischen Geschmack gibt man das Teekraut mit kaltem Wasser in einen Kochtopf, bringt den Tee zum Sieden und lässt ihn ca. 5 Minuten mit aufgelegtem Deckel weiter köcheln

WICHTIG:
Sprechen Sie die Anwendung von Cistus mit Ihrem Arzt ab!

* * *

Cistus Incanus für deinen Hund

Quelle:
Das Magazin für Tierfreunde/pfoten

Cistus Incanus für Hunde eignet sich auf unterschiedliche Art und Weise.
Wir erklären Dir heute, was es bewirkt, wie Du es richtig anwendest und welche Nebenwirkungen es haben kann.

* * *

Wirkung, Anwendung und Dosierung von Cistus Incanus für Hunde

Zistrose beugt beim Hund Infektionskrankheiten vor:

Hat Dein Liebling mit einer **Immunschwäche** zu kämpfen oder leidet in den warmen Monaten an einem **Ungezieferbefall**, könnte eine Behandlung mit Zistrose die Lösung sein.
Das Naturheilmittel ist dafür bekannt, dass es die natürlichen Abwehrkräfte stärkt.
Auf diese Weise ist Dein Vierbeiner vor Infektions- und Erkältungskrankheiten geschützt.

Damit die Behandlung mit Cistus Incanus den gewünschten Effekt hat, musst Du wissen, wie Du hierbei vorzugehen hast.
Daher erfährst Du in diesem Text die wichtigsten Informationen zu Zistrose und zur Anwendung beim Hund.
Cistus Incanus für Hunde eignet sich auf unterschiedliche Art und Weise. Wir erklären Dir heute, was es bewirkt, wie Du es richtig anwendest und welche Nebenwirkungen es haben kann.

Als Tee erhältlich:
Für Hunde ist dieser zum Verzehr zwar nur bedingt geeignet, dafür kann die Flüssigkeit aber als **Tinktur** angewendet werden.
Vor allem bei Entzündungen kann der Cistus Incanus Tee schnell Linderung verschaffen.

Hierfür tupfst Du ihn einfach mit einem kleinen Schwamm auf und lässt ihn dann trocknen.
Soll die Behandlung effektiv sein, musst Du diese mehrere Tage lang durchziehen.

HONIG

Warum soll man Honig nicht mit einem Metalllöffel essen?

Warum sollte man Honig nicht mit dem Metalllöffel entnehmen?
Metall kann den Säure-Gehalt des Honigs und seine naturbelassenen Eigenschaften verändern.
Daher empfehlen wir zur Entnahme eine speziellen Honiglöffel aus Holz oder einen Glaslöffel.

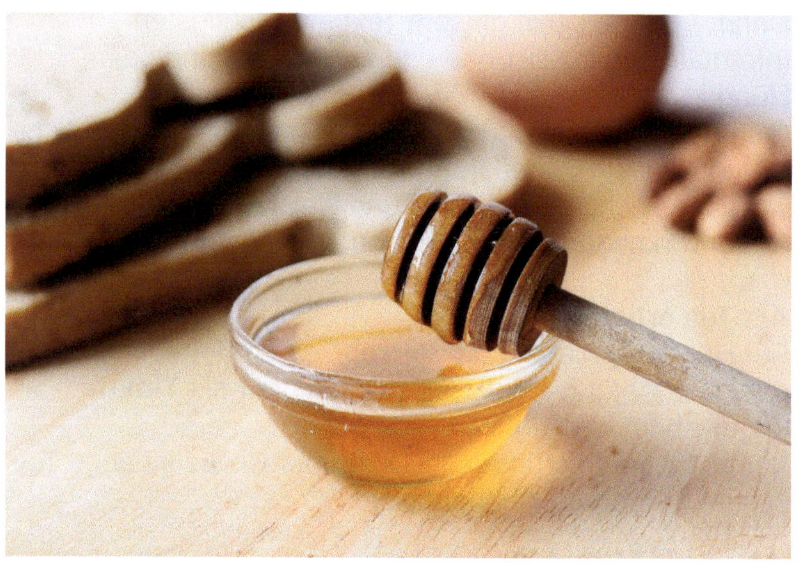

Warum darf man Honig nicht kochen?
Qualitätseinbußen erleidet **Honig** durch Erwärmen über 40°C.

Einige Inhaltsstoffe (wie verschiedene Enzyme) sind

wärmeempfindlich und gehen beim Backen verloren.
Wenn der **Honig** zu stark erhitzt wird, kann der als
krebserregend eingestufte Stoff Acrylamid entstehen.

Honig ist ein kostbares Naturprodukt, das wir fleißigen
Bienen verdanken. Für ein Glas Honig legen die kleinen
Arbeiterinnen tausende von Kilometern zurück.
Das Naturprodukt gehört zu den am meisten gefälschten
Lebensmitteln.

* * *

Was ist Honig?

Honig ist ein von Bienen hergestelltes Naturprodukt.
Die Insekten verwandeln Pollen und Nektar
unterschiedlichster Pflanzen mithilfe von Enzymen in
einen zähflüssigen Saft.
Die zuckerhaltige Flüssigkeit dient eigentlich als
Winternahrung für den Nachwuchs.
Imker entnehmen ihn regelmäßig aus den Waben und
kurbeln so die Honigproduktion der Bienen an. Pollen
und Nektar der Pflanzenarten bestimmen Farbe,

Konsistenz und Geschmack der einzelnen Honigsorte.
Die Honigbiene ist eine eigene Gattung und wird von
Imkern zur Honiggewinnung speziell gezüchtet.
So kann man Honigbienen auch als Nutztiere
bezeichnen. Daneben gibt es in Deutschland über 560
Wildbienenarten, die zur Hälfte vom Aussterben bedroht
sind.

* * *

Zusammensetzung und Inhaltsstoffe

Chemisch gesehen besteht Honig aus einer gesättigten Zuckerlösung, die unterschiedliche Verbindungen aufweist. Der Wasseranteil liegt in der Regel zwischen 16 bis 19 Prozent.
Hauptsächlich setzt sich Honig aus **Traubenzucker (Glucose) und Fruchtzucker (Fructose)** zusammen.
Bei beiden Zuckerarten handelt es sich um sogenannte **Einfachzucker**, die unser Organismus schnell aufspalten kann.
Daneben verfügt Honig über einen **kleinen Anteil an Mehrfachzucker** wie **Saccharose** oder **Maltose**.
Eine Honigsorte kann bis zu 24 unterschiedliche Arten von Mehrfachzucker enthalten.
In **geringen Mengen** enthält Honig **Mineralien wie Kalium, Natrium, Calcium und Magnesium**.
Das Naturprodukt besitzt in geringer Dosis auch **Vitamine**.
Darunter helfen die B-Vitamine unserem Körper bei der Energieaufnahme.

Wie viele Kalorien hat ein Teelöffel Honig?
Ein Teelöffel Honig entspricht rund 10 g und enthält ungefähr 30 kcal.
Er besteht zu 30 Prozent aus Zucker.

* * *

Verschiedene heimische Honigsorten
ihre Wirkungen – ihr Aroma

Phacelia - Phaceliahonig

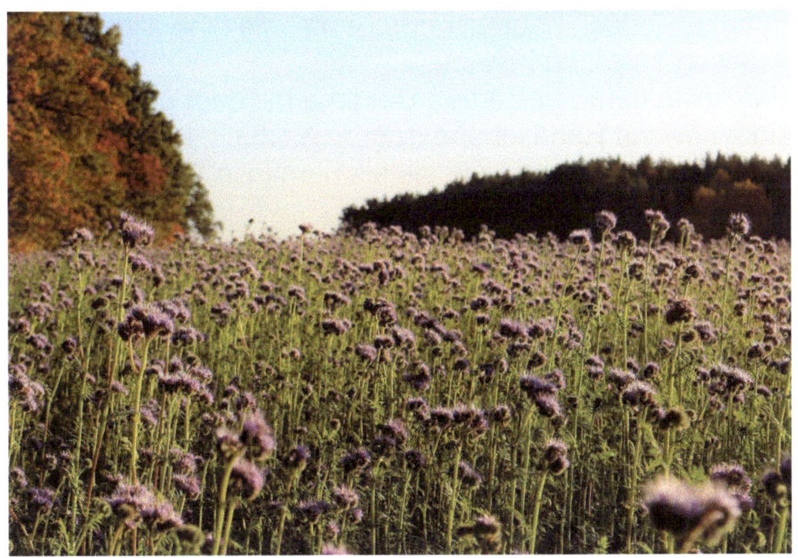

Phacelia ist sehr attraktiv für Honigbienen, Hummeln und andere Insekten. Sie unterdrückt Wildkräuter, wirkt als Nitratfänger und ist somit geeignet zur Bodenaufbesserung für Trachten, die nitratreiche Böden brauchen.
Phacelia wird oft als Nachfrucht für Bohnen und Erbsen angebaut.

Phacelia bindet Stickstoff im Boden und ist damit eine ideale Gründüngerpflanze.
Sie hat die Eigenschaft, Schädlinge zu vergrämen. Insbesondere der Kartoffelkäfer und einige für Wurzelgemüse schädliche Nematoden bleiben deinen Beeten fern, wenn du Phacelia auf sie gepflanzt hast.

Ist Phacelia für den Menschen giftig?
Das Büschelschön ist nicht giftig, alle Phazelien
enthalten jedoch hautreizende Stoffe, die eine allergische
Reaktion auslösen können.
Man sollte daher bei jedem Umgang mit dem
Bienenfreund Handschuhe tragen. Auch für Tiere ist die
Phazelie ungefährlich, sie gilt als harmlose Futterpflanze.

Ist Phacelia essbar?
Die Rainfarn-Phacelie wird vor allem vom lieben Vieh
gerne gefressen. Für den Menschen könnte sie sich als
gesundheitlich bedenklich erweisen, denn sie enthält
Alkylchinone.
Vor allem Geranylbenzochinon ist ein starkes
Kontaktallergen, das beim Menschen schwere
Hautreaktionen hervorrufen kann.

Aus eigener Erfahrung:
Es fühlt sich an, als hätte man Brennnesseln in der Hand
gehalten.

Phacelia: begehrte Futterpflanze für Bienen!
Die Pflanze wird oft von Imkern ausgesät. Die
Bienenpflanze produziert sehr viel Pollen und Nektar.

Letzteren produziert die Pflanze nur, wenn der Boden
feucht genug ist.

Wie schmeckt Phaceliahonig?

Ein Gedicht dieser Duft, dieses Aroma...........
Phacelienhonig hat eine flüssige bis cremige Konsistenz
und ein blumiges sowie fruchtiges Aroma.

Ein bisschen so, als würde man in eine ganz reife
Aprikose beißen.
Dieser einzigartige Geschmack macht den Phaceliahonig
zu einer äußert aromatischen und bei Kennern beliebten
Sorte heimischer Honige.

Denn Phaceliahonig besitzt einen exotisch-blumigen
Geschmack und Duft, den es so bei keiner anderen
Honigsorte gibt.
Seine Farbe ähnelt der des Rapshonigs und variiert von
perlmuttfarben-weißlich bis hellbeige. Er kann aber auch
etwas dunkler sein!

Phaceliahonig und seine Wirkung
Phaceliahonig hat, wie andere Blütenhonige auch, einen
hohen Anteil an Traubenzucker (Glukose).
Das macht ihn zu einer natürlichen und schmackhaften
Alternative zu Engerydrinks oder Fitnessriegeln.

Besonders in Kombination mit einem reichhaltigen
Vollkornbrot sorgt Phaceliahonig für neuen und
anhaltenden Schwung.
Da es sich bei Phaceliahonig um eine relativ neue
Honigsorte handelt, wurden bisher keine
wissenschaftlichen Studien zu dessen Wirkung auf die
Gesundheit veröffentlicht.
Nichtsdestotrotz wird vielen Honigen innerhalb der
Volksmedizin eine **wohltuende Wirkung** zugeschrieben,
weswegen nicht auszuschließen ist, dass auch
Phaceliahonig bei der Linderung verschiedener
Beschwerden helfen kann.

* * *

Lindenhonig

Der **Lindenhonig** ist unter den heimischen Honigen der gesündeste Honig.
Lindenhonig, auch Lindenblütenhonig genannt, ist eine exquisit duftende und geschmacklich herausragende Honigsorte, die von vielen Honigliebhabern aufgrund ihrer einzigartigen Eigenschaften geschätzt wird.

Ist Lindenhonig gesund?
Lindenblütenhonig wird im Volksmund eine schweißtreibende und fiebersenkende Wirkung bei Erkältungskrankheiten nachgesagt.
Des Weiteren soll Lindenhonig beruhigend wirken und bei Schlafstörungen helfen.
Vorbeugend kann er unseren Körper besonders während der kalten Wintermonate bei Atemwegserkrankungen und Reizungen im Rachenraum unterstützen.
Seit jeher ist Lindenblütentee mit Lindenhonig ein altbewährtes Hausmittel gegen hartnäckige Bronchitis.

Ihm wird durch seine antibiotischen Eigenschaften eine schweißtreibende und fiebersenkende Wirkung bei Erkältungskrankheiten nachgesagt.

* * *

Akazienhonig

besitzt ein mildes Aroma mit blumigen Nuancen
Die Naturheilkunde schreibt Honig eine entzündungshemmende Wirkung zu.
So kann Akazienhonig insbesondere in Verbindung mit Thymiantee Husten und Halsschmerzen lindern.

Einen gestrichenen Teelöffel Honig in 250 ml Tee
auflösen und in kleinen Schlucken trinken.

Er kann als natürlicher Energielieferant dienen und die
allgemeine Gesundheit unterstützen, beispielsweise
durch die Neutralisierung freier Radikale und die
Unterstützung des Immunsystems.

Antioxidantien:
Akazienhonig enthält eine hohe Menge an Antioxidantien,
insbesondere Flavonoiden, die freie Radikale im Körper
neutralisieren können.

Vitamine und Mineralstoffe:
Er enthält Vitamin C, Vitamine der B-Gruppe und
Mineralstoffe wie Eisen, Phosphor, Magnesium, Kalzium
und Mangan.

Energielieferant:
Akazienhonig ist ein guter Energielieferant und eignet
sich auch als Stärkungsmittel.

Weitere Inhaltsstoffe:
Er enthält auch organische Säuren (Zitronen-, Apfel- und
Gluconsäure), ätherische Öle, Aldehyde, Ester,
Polyphenole und Wasserstoffperoxid mit antibakteriellen
Eigenschaften.

* * *

Blütenhonig

schmeckt mild und leicht fruchtig-süß. Bienen verleihen
auch Blütenhonig besondere gesundheitsfördernde
Eigenschaften.

Blütenhonig kann als Teil einer ausgewogenen Ernährung gesundheitsfördernd sein, insbesondere aufgrund seiner enthaltenen Enzyme, Antioxidantien und Mineralien.
Er unterstützt die Verdauung, stärkt das Immunsystem und hat möglicherweise antibakterielle Eigenschaften.
Allerdings sollte der Konsum wie bei jedem Süßungsmittel in Maßen erfolgen, da Blütenhonig überwiegend aus Zucker bestehen.

Pflanzenstoffe wie Flavonoide und Inhibine können entzündungshemmend wirken. Sie stärken die körperliche Abwehr bei Erkältungskrankheiten.
In der Volksmedizin ist Honig ein uraltes Heilmittel.
Seine antioxidativen, entzündungshemmenden und antimikrobiellen Eigenschaften machen ihn zu einem wirkungsvollen Hausmittel bei verschiedenen Beschwerden, von Halsschmerzen über Hautprobleme bis hin zu Magen-Darm-Beschwerden.

* * *

Edelkastanienhonig

- riecht intensiv, herb und schmeckt würzig.
Kräftiges Aroma mit würzigen und herben Noten, leicht bitter.

Aussehen / Farbe / Konsistenz: hellbraun bis dunkelbraun mit rötlichem Schimmer

Edelkastanienhonig besitzt eine **gesundheitsfördernde Wirkung**.
Im Vergleich zu anderen Honigsorten liegt sein Gehalt von **antioxidativen** Stoffen **höher**.

Antioxidantien wirken entzündungshemmend.
Edelkastanienhonig kann zu gesundheitlichen Zwecken eingesetzt werden.
Auch sein hoher Anteil an Monoaminoxidase-Hemmern könnte positive Auswirkungen auf die neurologische Gesundheit haben.
Edelkastanienhonig soll außerdem eine **fördernde Wirkung auf die Durchblutung und den Kreislauf haben.**
Auch bei Venenleiden wird er eingesetzt. Zudem soll das Immunsystem unterstützt werden. Für körperlich aktive Menschen ist dieser sortenreine Honig besonders interessant, da er reich an Mineralsalzen ist.
Esskastanien sind **reich an Kalium und Magnesium, die für die Muskelfunktion und Herzgesundheit essenziell sind**. Kalium reguliert den Flüssigkeitshaushalt, hilft den Blutdruck stabil zu halten und kann sogar das Risiko für Schlaganfall und Herzrhythmusstörungen reduzieren.

* * *

Heidehonig

verfügt über ein herb-aromatisches Aroma, er ist ein sehr gesunder Honig.
Er enthält die meisten Antioxidantien und Mineralien.
Darüber hinaus ist Heidehonig auch **schleimlösend**.
Dieser Honig kann gut bei Husten, Erkältungen, Halsschmerzen und anderen harmlosen Atemwegsbeschwerden verwendet werden.
 Heidehonig kann als gesundheitsfördernd angesehen werden und hat verschiedene positive Eigenschaften.

Er ist reich an Vitaminen, Mineralien und Antioxidantien. Zudem kann er bei der Linderung von Infektionen, bei Rötungen und Hautproblemen helfen.

Weitere Vorteile und Informationen:

Antiseptische und harntreibende Wirkung:
Heidehonig kann bei Erkrankungen der Harnwege, Nieren und Blase hilfreich sein.

Niedriger glykämischer Index:
Im Vergleich zu anderen Honigsorten hat Heidehonig einen niedrigeren glykämischen Index, was bedeutet, dass der Blutzucker langsamer ansteigt.

Hoher Gehalt an Antioxidantien und Mineralien:
Heidehonig enthält eine hohe Konzentration an Antioxidantien und Mineralien

Hoher Proteingehalt:
Heidehonig hat einen relativ hohen Proteingehalt für Honig.

Antimikrobielle Wirkung:
Einige Studien deuten darauf hin, dass Heidehonig antimikrobielle Eigenschaften besitzt, vergleichbar mit Manuka-Honig

Gesundheitliche Vorteile für Männer:
Heidehonig kann bei der Vorbeugung von Prostata-erkrankungen helfen, wenn er prophylaktisch eingenommen wird.

Eigenschaften von Heidehonig:
Er hat ein kräftiges, würziges Aroma und eine
bernsteinfarbene Farbe. Zudem bleibt er lange
dickflüssig.

Zusätzliche Anmerkungen:
Honig, insbesondere Heidehonig, kann eine gesunde
Alternative zu raffiniertem Zucker sein, da er natürliche
Süße bietet und einige gesundheitliche Vorteile hat.

* * *

Kirschblütenhonig

schmeckt dezent lieblich er hat ein außergewöhnlich
intensives, blumiges Aroma.
Er hat eine wunderbar feincremige Konsistenz und ist
hell in der Farbe.
Kirschblütenhonig hat hervorragende Eigenschaften für
unseren Organismus:
Er enthält Enzyme, Antioxidantien und antibakterielle
Eigenschaften, die positiv auf den Körper wirken können.
Kirschblütenhonig kann zudem als natürliche
Süßungsmittelalternative verwendet werden.
Eigenschaften und Vorteile von Kirschblütenhonig:

Entgiftung:
Kirschblütenhonig kann aufgrund seiner harntreibenden
Eigenschaften dabei helfen, Abfallstoffe aus dem Körper
zu ausscheiden.

Antioxidantien:
Er enthält Antioxidantien, die den Körper vor schädlichen
freien Radikalen schützen und das Risiko für bestimmte
Erkrankungen reduzieren können.

Antibakterielle Wirkung:
Honig, einschließlich Kirschblütenhonig, hat
antibakterielle Eigenschaften, die schädliche Bakterien
bekämpfen und Magen-Darm-Beschwerden lindern
können.

Natürliches Süßungsmittel:
Kirschblütenhonig ist eine natürliche Alternative zu
herkömmlichem Zucker und kann zum Süßen von
Speisen und Getränken verwendet werden.

Inhaltsstoffe:
Kirschblütenhonig enthält Enzyme, die bei der Verdauung
helfen, sowie verschiedene Mineralstoffe und Vitamine.
Gegenüberstellung mit industriell verarbeitetem Honig:
Es ist wichtig zu beachten, dass industriell verarbeiteter
Honig oft nicht mehr die gleichen gesundheitlichen
Vorteile wie Rohhonig oder unpasteurisierter Honig
bietet.
Die Verarbeitung kann die Enzyme und anderen
wertvollen Inhaltsstoffe zerstören.

Fazit:
Kirschblütenhonig kann als Teil einer ausgewogenen
Ernährung einen positiven Beitrag zur Gesundheit
leisten.
Er ist eine natürliche Süßungsmittelalternative und bietet
gesundheitliche Vorteile durch seine Enzyme,
Antioxidantien und antibakterielle Eigenschaften.
Es ist jedoch ratsam, auf hochwertige, unpasteurisierte
Honigsorten zu achten, um die gesundheitlichen Vorteile
voll auszuschöpfen.

* * *

Kornblumenhonig

schmeckt aromatisch mit einer bittersüßen Nuance
Kornblumen Honig bietet eine Menge gesundheitliche
Vorteile.
Außerdem wird ihm eine entzündungshemmende
Wirkung zugeschrieben, die bei Hautreizungen oder
Wunden helfen kann.
Kornblumenhonig kann auch die Verdauung fördern und
das Wachstum gesunder Darmbakterien unterstützen.

Vitamine und Mineralstoffe:
Kornblumenhonig ist reich an Vitaminen und
Mineralstoffen, die für eine gesunde Ernährung wichtig
sind.

Entzündungshemmend:
Er enthält Wasserstoffperoxid, welches für die
entzündungshemmende Wirkung verantwortlich ist.

Verbesserung der Wundheilung:
Die entzündungshemmenden Eigenschaften können bei
Hautreizungen oder Wunden helfen und die Wundheilung
unterstützen.

Förderung der Verdauung:
Kornblumenhonig enthält präbiotische Eigenschaften, die
das Wachstum gesunder Darmbakterien fördern und
somit die Verdauung unterstützen

Antibakterielle Wirkung:
Kornblumenhonig hat eine hohe Glucoseoxidase-
Aktivität, die ihm eine besondere antibakterielle Wirkung
verleiht.

Zusätzliche Informationen:
Kornblumenhonig kann auch als natürliche Zuckeralternative verwendet werden, z.B. zum Süßen von Getränken, Desserts und Gebäck.
Man kann ihn auch bei äußeren Verletzungen verwenden, da er eine schnelle Wundheilung unterstützen kann.
Die entzündungshemmenden Eigenschaften von Kornblumenhonig ähneln denen von Manukahonig.

* * *

Lavendelhonig

besitzt ein aromatisch süßes und fruchtiges Aroma Neben seinem sanften, blumigen Geschmack wird Lavendelhonig auch wegen seiner gesundheitlichen Wirkung geschätzt.
Lavendelhonig wirkt **schmerzlindernd**, **krampflösend** und **antibakteriell**.
Er bewährt sich bei **Nervosität** und **Atemwegs- erkrankungen**, und er kann sogar gut äußerlich angewendet werden,
Traditionell wird er vor allem bei nervösen Magen-Darm-Beschwerden, wie Blähungen, oder bei Krämpfen eingesetzt.

Gesundheitliche Vorteile von Lavendelhonig:
Reich an Mineralien:

Enthält Eisen, Kalium, Zink und Selen.
Enthält B-Vitamine: Beispielsweise B1, B2, B3, B5 und B6.

Enzyme: Für die Verdauung wichtig.

Organische Säuren: Spielen eine Rolle im Stoffwechsel.

Ätherische Öle: Beruhigende und lindernde Wirkung, können bei Schlafstörungen helfen.

Flavonoide: Entzündungshemmend und antioxidativ, können den Blutdruck senken und die Blutgefäße schützen.

Antiseptische Eigenschaften: Kann bei Entzündungen der oberen Atemwege helfen.

Kann bei Stress, Angstzuständen und Depressionen helfen: Durch den hohen Gehalt an Tyrosin.

Kann Wunden helfen zu heilen: Durch die antiseptischen Eigenschaften

Lavendelhonig ist besonders geeignet für:
Kinder ab 1 Jahr (in moderaten Mengen).
Menschen mit Schlafstörungen.
Menschen mit Erkältungssymptomen (in Kombination mit z.B. Lindenhonig).

* * *

Lindenhonig

schmeckt intensiv und hat ein minziges Aroma. Lindenhonig besitzt auch **entzündungshemmende** und **antiseptische Wirkung**.

Wie auch andere Honigsorten können beide Arten von Lindenhonig eine wohltuende Wirkung auf den Körper bei Erkältungen haben.
Insbesondere sagt man dem Lindenhonig in der **Heilkunde**, fiebersenkende und schweißtreibende Eigenschaften zu.

Lindenhonig gilt als gesund und besitzt mehrere positive Eigenschaften für die Gesundheit.
Zudem wirkt er antioxidativ und kann bei Schlaflosigkeit und Nervosität beruhigend wirken.

Wirkungen und Vorteile:

Antimikrobiell und entzündungshemmend:
Die enthaltenen Stoffe können die Ausbreitung von Bakterien und Viren reduzieren und Entzündungen lindern.

Antioxidativ: Lindenhonig hilft, Zellen vor Schäden durch freie Radikale zu schützen.

Beruhigend und schlaffördernd: Er kann bei Schlafstörungen, Nervosität und Stress helfen.

Immunstärkend: Lindenhonig kann die körpereigenen Abwehrkräfte stärken, besonders bei Erkältungen.

Fiebersenkend und schweißtreibend: Er kann bei Fieber und Erkältungskrankheiten helfen.

Husten und Bronchitis: Kann bei Husten und Bronchitis helfen, wenn er mit Tee oder Milch genossen wird

Wunden und Entzündungen: Durch die Bildung von Wasserstoffperoxid kann er die Heilung von Wunden unterstützen und Entzündungen reduzieren.

Zusätzliche Informationen:
- Lindenhonig wird aus dem Nektar der Lindenblüten gewonnen.
- Er hat einen hohen Zuckergehalt, daher sollte er in Maßen konsumiert werden.
- Lindenhonig ist eine beliebte Honigsorte, die auch in der Volksmedizin eingesetzt wird.

Verwendung von Lindenhonig
- Bei Erkältungen und Husten kann Lindenhonig in Tee oder Milch eingerührt und getrunken werden.
- Bei Halsschmerzen und Heiserkeit kann er langsam im Mund zergehen gelassen werden.
- Bei Schlafstörungen und Nervosität kann er vor dem Schlafengehen eingenommen werden.
- Bei Wunden und Entzündungen kann er äußerlich aufgetragen werden

Zusammenfassend kann gesagt werden, dass
- Lindenhonig eine gesunde und wohltuende Honigsorte ist, die bei verschiedenen Beschwerden helfen kann.
- Es ist jedoch wichtig, ihn in Maßen zu konsumieren und bei Allergien oder anderen Gesundheitsbeschwerden einen Arzt zu konsultieren.

* * *

Manuka Honig

verfügt über vollmundige und ätherische Aromen
Die neuseeländischen Ureinwohner nutzen ihn schon seit Jahrhunderten, um **Entzündungen** und **Infektionen** zu behandeln.
Laut mehrerer Studien wirkt er antibakteriell. Er wird daher auch in der Medizin eingesetzt.

Die antibakterielle Wirkung kommt vermutlich durch den sehr hohen Gehalt an Methylglyoxal (MGO).

MGO hat viele positive Auswirkungen auf den Körper.
Es kann als natürliches Antibiotikum wirken und Entzündungen hemmen.
Es kann auch helfen, das Risiko bestimmter Krankheiten zu reduzieren, indem es die Immunfunktion unterstützt und Zellen vor oxidativem Stress schützt.

Ärzte und Manuka Honig?

Der wertvolle Manuka-Honig hemmt Entzündungen, beschleunigt die Zellerneuerung und ist besonders wirksam bei Brandwunden und schlecht heilenden offenen Geschwüren.
Dafür kommt in Kliniken der sogenannte Medihoney mit dem CE-Siegel für Medizinprodukte zum Einsatz.

Manuka – Honig ist wohl einer der am Meisten gefälschten Honigsorten.
Eine der anerkannten Methoden den Manuka Honig zu bewerten ist, den

"Unique Manuka Factor" zu bestimmen und ihn mit UMF® zu zertifizieren.
Dieses eingetragene **Warenzeichen** ist der offizielle Stempel auf einem Honig, der wissenschaftlich getestet und angemessen bewertet wurde.

* * *

Griechischer Honig - überstrahlt Manuka:

Wissenschaftliche Evidenz:
Die Ergebnisse der Studie zeigen klar: Griechischer Honig besitzt nicht nur eine **höhere Qualität,** sondern auch eine **stärkere antioxidative Wirkung** im Vergleich zum teuren Manuka Honig.

Links:
https://www.aroma-delikatessen.de/blog-griechischer-honig-besser-als-manuka-honig

https://olivenzauber.de/collections/kretischer-honig-tradition-geschmack-natur

Griechischer Honig gilt als besonders gesund, da er reich an Nährstoffen, Antioxidantien und Vitaminen ist.
Er kann das Immunsystem stärken, antibakteriell wirken und sogar gegen bestimmte Bakterien eingesetzt werden.

Hoher Nährwert:
Griechischer Honig enthält viele wertvolle Enzyme, Vitamine und Mineralstoffe, die für den Körper wichtig sind.

Antioxidative Wirkung:
Antioxidantien schützen die Zellen vor Schäden durch freie Radikale und können dazu beitragen, das Immunsystem zu stärken.

Antibakterielle Eigenschaften:
Einige Honigsorten, insbesondere Eichenhonig, haben eine starke antibakterielle Wirkung, die bei leichten Infektionen hilfreich sein kann.

Traditionelle Verwendung:
Griechischer Honig wird seit Jahrhunderten in der Naturheilkunde verwendet, um verschiedene Beschwerden zu lindern.

Beispiele für griechische Honigsorten und ihre Vorteile:
Eichenhonig: Starker Antioxidantiengehalt, kann das Immunsystem unterstützen und gegen Bakterien wirken.

Pinienhonig: Reich an Spurenelementen, antiseptisch und stärkt die Körperabwehr.

Lindenhonig: Gilt als eine der gesündesten Honigsorten, reich an Pollen und Vitaminen, antiseptisch.

Allgemein:
Griechischer Honig ist eine köstliche und gesunde

Ergänzung zu einer ausgewogenen Ernährung.
Bei der Auswahl ist es wichtig, auf die Qualität des Honigs zu achten und auf eine natürliche Verarbeitung zu achten.

Griechischer Honig kann als Brotaufstrich, zum Backen oder zum Süßen von Getränken verwendet werden.

Zusammenfassend:
-       Griechischer Honig ist eine wertvolle Quelle für Nährstoffe und kann die Gesundheit positiv beeinflussen.
-       Er ist reich an Antioxidantien, Vitaminen und Mineralstoffen und kann das Immunsystem unterstützen, antibakteriell wirken und traditionell zur Linderung von Beschwerden eingesetzt werden.

* * *

Rapshonig

ist mild und riecht leicht nach Kohl.
Rapshonig ist bei **infektiösen Atemwegserkrankungen** zu empfehlen.
Er besitzt gegen die Erreger eine hohe antibakterielle Wirkung.

Er enthält wertvolle Nährstoffe wie Vitamine, Mineralstoffe und Antioxidantien, die das Immunsystem stärken können. Außerdem liefert er schnell Energie aufgrund seines hohen **Glucosegehalts.**

Nährwerte und Vorteile:

Enzyme:
Rapshonig enthält Enzyme, die den Stoffwechsel unterstützen und die Verdauung fördern.

Antioxidantien:
Er ist reich an Antioxidantien, wie etwa Flavonoiden, die
den Körper vor Schäden durch freie Radikale schützen
können.

Vitamine und Mineralstoffe:
Rapshonig enthält Spurenelemente wie Eisen, Kalzium,
Kalium und Magnesium, sowie verschiedene B-Vitamine

Energielieferant:
Der hohe Glucosegehalt macht Rapshonig zu einem
natürlichen Energiespender, der schnell ins Blut gelangt

Immunsystem:
Die antioxidativen und antimikrobiellen Eigenschaften
des Honigs können das Immunsystem stärken

Wichtiger Hinweis:
Es ist wichtig zu beachten, dass Rapshonig wie jeder
Honig auch Zucker und Kalorien enthält. Ein moderater
Verzehr ist daher ratsam. Zudem ist es wichtig, auf die
Qualität des Honigs zu achten und beispielsweise auf
Pestizidrückstände zu achten, wie in Studien der Aurelia
Stiftung gezeigt wurde.

Zusammenfassend:
Rapshonig kann als gesund und wertvoll betrachtet
werden, wenn er in Maßen verzehrt wird und von guter
Qualität ist.

* * *

Sonnenblumenhonig

Er schmeckt kräftig mit säuerlicher Note.

Besonderheiten · Feincremig, leicht nussig im
Geschmack - ein Genuss auf einem frischen
Butterbrötchen.
Darüber hinaus besitzt dieser Honig die Fähigkeit zur
Remineralisierung, d.h.
-        eine natürliche Mineralsalzergänzung,
-        die reich an Kalzium und
-        Magnesium ist
und daher für alle Menschen mit schwachen Knochen
oder mit Risikofaktoren für Osteoporose empfohlen wird.
Er kann auch die Funktion der Leber unterstützen und
die Blutgefäße stärken, wie bartnik.ua angibt

Ein Nährstoff-Kraftpaket.
Der Nährstoffgehalt von Sonnenblumenhonig ist ebenso
beeindruckend. Mit einem niedrigen Glukosespiegel ist er
eine gesündere Option für diejenigen, die auf ihren
Zuckerkonsum achten.
Darüber hinaus ist dieser Honig reich an;

-        Fruktose,
-        Vitaminen und
-        Enzymen,
die für Stoffwechselfunktionen unerlässlich sind .

Vorteile von Sonnenblumenhonig:
Natürlicher Energielieferant:
Sonnenblumenhonig enthält viel Traubenzucker, was ihn
zu einer natürlichen Quelle für Energie macht.

Mineralien:
Er ist reich an Kalzium und Magnesium, die für
Knochengesundheit wichtig sind.

Stärkung der Blutgefäße:
bartnik.ua angibt, dass Sonnenblumenhonig die Wände
der Blutgefäße stärken kann.

Verbesserung der Leberfunktion:
bartnik.ua angibt, dass Sonnenblumenhonig die
Leberfunktion verbessern kann.

Wichtige Hinweise:

Zuckergehalt:
Honig enthält Zucker und Kalorien. Daher sollte er in
Maßen konsumiert werden.

Bedenken bei Allergien:
Personen mit Pollenallergien sollten Sonnenblumenhonig
möglicherweise mit Vorsicht genießen, da er
Sonnenblumenpollen enthalten kann.

Alternativen:
Wenn du den Zuckergehalt reduzieren möchtest, sind
andere Honigsorten oder natürliche Süßungsmittel wie
Stevia oder Agavensirup Optionen, Rund um die Biene
gibt als Beispiel für andere Honigsorten Manuka-Honig
an.

Hinweis:
bartnik.ua ist ein Honiglieferant aus der Ukraine!

* * *

Thymianhonig

schmeckt intensiv und kräftig aromatisch.

Thymian findet in den Küchen dieser Welt als beliebtes
Gewürz vielfach Anwendung.
Thymianhonig hat viele Eigenschaften und Vorteile für
die menschliche Gesundheit.
Tatsächlich ist er:
- verdauungsfördernd,
- reinigend,
- balsamisch und
- antibakteriell .
Dank seiner balsamischen Eigenschaften ist er ein
ausgezeichnetes Mittel gegen **Husten** und alle
saisonalen Beschwerden.

Er ist ein ausgezeichnetes Antiseptikum für:
- Darm,
- Atemwege und
- Immunsystem.

Thymianhonig und seine gesundheitlichen Vorteile:

Antibakteriell:
Thymianhonig enthält ätherische Öle, die antibakteriell
wirken und somit bei Erkältungen und Husten Linderung
verschaffen können.

Verdauungsfördernd:
Er kann die Verdauung unterstützen und bei
Darmbeschwerden helfen.

Rheuma und Nierenschwäche:
Thymianhonig hat sich auch bei Rheumabeschwerden
und Nierenschwäche bewährt.

Antioxidativ:
Thymianhonig ist reich an Antioxidantien, die freie
Radikale neutralisieren und somit Zellen schützen
können.

Immunsystem stärken:
Sowohl Honig als auch Thymian werden
gesundheitsfördernd angesehen und können das
Immunsystem unterstützen.

Vorsicht bei Kindern:
Honig sollte Kindern unter 1 Jahr nicht gegeben werden!
Bei Kindern unter 3 Jahren sollte die Tagesmenge von 2
Teelöffeln Thymianhonig nicht überschritten werden.

Honig in Maßen:
Experten empfehlen, Honig in angemessenen Mengen
zu genießen, um den Zuckerkonsum nicht zu übermäßig
zu steigern.

* * *

Waldhonig

schmeckt würzig und je nach Sorte leicht herb und
malzig.
Waldhonig ist die Bezeichnung für **Honigtauhonig**, der
ausschließlich von Pflanzen stammt, die in Wäldern
vorkommen, hauptsächlich von verschiedenen
Nadelbäumen wie Fichte, Tanne, Douglasie und Kiefer.

Wildem Waldhonig werden oft einzigartige medizinische
Eigenschaften zugeschrieben, die auf die verschiedenen
darin enthaltenen Pflanzenstoffe zurückzuführen sind.
Dazu können **entzündungshemmende** und

antimikrobielle Wirkungen gehören, die zur allgemeinen Gesundheit und zum Wohlbefinden beitragen können.

Er enthält unter anderem ätherische Öle, die als besonders hilfreich bei **Bronchialerkrankungen** gelten. Dieser Honig kann im Allgemeinen eine lindernde Wirkung auf die Symptome von **Infektionskrankheiten**, wie **Husten und Halsschmerzen, und auf Zahnfleischentzündungen** haben.

Mineralien und Enzyme:
Waldhonig enthält wertvolle Enzyme und Mineralstoffe wie Kalzium, Eisen und Magnesium, die für die allgemeine Gesundheit wichtig sind.

Antioxidantien:
Waldhonig ist reich an Antioxidantien, die Entzündungen reduzieren und das Immunsystem stärken können.

Entzündungshemmend:
Die enthaltenen Inhaltsstoffe können bei Entzündungen helfen und das Immunsystem unterstützen

Erkältungsbeschwerden:
Ätherische Öle in Waldhonig können bei Erkältungen wohltuend wirken.

Wundheilung:
Speziell gereinigter Waldhonig kann bei kleinen Wunden oder Brandverletzungen helfen

* * *

Schwarzwälder Honig

Studien haben gezeigt, dass **Waldhonig einen höheren Gehalt an Antioxidantien aufweist als normaler Honig** Daher ist er eine gute Wahl für alle, die ihr Immunsystem und ihre allgemeine Gesundheit stärken möchten.

Sein Aroma erinnert an den herrlichen, frischen Duft von Tannen und Fichten. Auf einer Scheibe frisch gebackenem Bauernbrot mit etwas Butter darunter - ein unvergleichlicher und gesunder Genuss.

Enzyme und Mineralstoffe:
Schwarzwälder Honig, insbesondere Waldhonig, ist reich an Enzymen und Mineralstoffen, die für den Körper wichtig sind.

Antibakterielle Wirkung:
Einige Honigsorten, wie Waldhonig, haben aufgrund von Inhaltsstoffen wie Inhibinen eine antibakterielle Wirkung, die bei Wunden oder Erkältungen helfen kann.

Antioxidative Wirkung:
Honig enthält Antioxidantien, die den Körper vor freien Radikalen schützen und somit gesundheitliche Vorteile bieten können.

Energiequelle:
Honig kann eine gute Energiequelle sein, da er schnell verfügbare Kohlenhydrate liefert.

Husten und Erkältungen:
Honig wird traditionell bei Husten und Erkältungen

eingesetzt, da er schleimlösend und entzündungshemmend wirken kann.

Verdauung:
Honig kann die Verdauung unterstützen und bei Magen-
Darm-Beschwerden helfen.

Weitere Informationen:
Roher Honig:
Roh, unbehandelter Honig ist am gesündesten, da er
seine natürlichen Enzyme und Nährstoffe behält.

Schwarzwälder Honig aus der Region:
Schwarzwälder Honig aus einer Imkerei in der Region
garantiert eine hohe Qualität und regionale Tracht.

Verschiedene Honigsorten:
Es gibt verschiedene Honigsorten, wie Blütenhonig,
Waldhonig und Kastanienhonig, die jeweils
unterschiedliche Inhaltsstoffe und gesundheitliche
Vorteile haben.

Individuelle Bedürfnisse:
Die gesundheitlichen Vorteile von Honig können von
Person zu Person variieren, daher ist es wichtig, auf die
eigenen Bedürfnisse und Allergien zu achten.

Zusammenfassend lässt sich sagen,
dass Schwarzwälder Honig eine natürliche und gesunde
Option ist, die verschiedene gesundheitliche Vorteile
bieten kann. Insbesondere roher, unbehandelter Honig
aus der Region bietet eine hohe Qualität und kann einen
Beitrag zur Gesundheit leisten.

Pinienhonig

Dieser kräftig-würzige Honig mit leichter Zitrusnote verwöhnt Sie mit seinem intensiven, abgerundeten und leicht harzigen Aroma und seiner schönen dunklen, bernsteinfarbenen Farbe.
Ein Löffel Pinienhonig in einer Tasse Tee wirkt **schleimlösend** und lindert den Hustenreiz bei Erkältungskrankheiten.
Zusätzlich kurbelt er den Immunhaushalt an.
Der Pinienhonig lässt sich zudem vielfältig in der Küche einsetzen, im Besonderen bei Desserts.

Pinienhonig gilt als eine besonders gesunde Honigsorte.
Er ist reich an:
-        Mineralstoffen und
-        Antioxidantien,
und seine antioxidative Wirkung kann helfen, Zellen vor Schäden zu schützen.

Er wird oft zur Behandlung von:
-        Erkältungen und
-        Husten verwendet und
-        kann auch entzündungshemmend wirken.

Hoher Gehalt an Mineralstoffen:
Pinienhonig enthält viele Mineralstoffe, darunter Zink, Eisen, Magnesium, Phosphor und Kalium, die für die Gesundheit wichtig sind.

Antioxidative Wirkung:
Die antioxidative Wirkung des Pinienhonig kann dazu beitragen, die Zellen vor Schäden durch freie Radikale zu schützen.

Antiseptische und entzündungshemmende Eigenschaften:
Pinienhonig wird traditionell zur Behandlung von Erkältungen, Husten, Gicht und Entzündungen eingesetzt.

Sanfte Behandlung von Erkältungssymptomen:
Pinienhonig kann aufgrund seines hohen Gehalts an Polyphenolen und ätherischen Ölen bei der sanften Behandlung von Erkältungssymptomen eingesetzt werden.

Niedriger Zuckergehalt:
Im Vergleich zu anderen Honigsorten hat Pinienhonig einen niedrigeren Zuckergehalt.

Vielseitig in der Küche:
Pinienhonig kann zum Süßen von Tee, für Brotaufstrich, Salatdressings, Marinaden, Kuchen und Süßspeisen verwendet werden

Die Wissenschaft

Studien zeigen, dass Honigtauhonige, wie z. B. der Pinienhonig, stärkere antioxidative Eigenschaften haben als die häufigeren Blütenhonige. Er eignet sich hervorragend zur Behandlung von Halsentzündungen und Husten.

Eine Studie aus dem Jahr 2007 untersuchte die Unterschiede zwischen Nektar und Honigtauhonig. Die Schlussfolgerung lautete: Honigtauhonig ist ein besseres Antioxidans als Nektarhonig.

Eine Studie aus dem Jahr 2009, die in der Ausgabe des International Journal of Food Sciences and Nutrition
(1) veröffentlicht wurde, hatte auch etwas über Pinienhonig, zu berichten.
Sie stellte fest, dass er zu den besten Zuckeralternativen unter allen Honigsorten gehört. Als natürliches Süßungsmittel versorge er den menschlichen Körper mit wichtigen Mineralien. Die Forscher stellen fest, dass er eine besonders gute Quelle für Kalium ist. Kalium ist ein Mineral, das lebenswichtig ist.
Es ist notwendig, damit die wichtigsten Organe, einschließlich Herz und Nieren, richtig funktionieren.
Neben Kalium enthält Pinienhonig auch eine Reihe anderer Mineralien.
Dazu gehören Kalzium, Eisen, Phosphor, Magnesium, Natrium und Zink.

Link hierzu:
https://www.researchgate.net/publication/ 23803275_Honey_for_Nutrition_and_Health_A_Review

Eine Studie aus dem Jahr 2012, die im The Journal of Microbiology, Biotechnology and Food Sciences, 2012 veröffentlicht wurde, untersuchte verschiedene Honigsorten. Ziel war es, die Eigenschaften von 18 verschiedenen Honigsorten zu vergleichen.

Getestet wurden sowohl Blumen- als auch Waldhonig. Die Forscher fanden heraus, dass der griechische Pinienhonig in Bezug auf seine starken antibakteriellen Eigenschaften besser ist als alle anderen.

Er wirkte antibakteriell gegen die folgenden Bakterien:
- Escherichia coli
- Serratia marcescens
- Bacillus sphaericus
- Staphylococcus epidermidis
- Bacillus subtilis

Es handelt sich um eine seltene Kategorie von Honigtauhonig mit einem wunderbaren Geschmack und einem aromatischen Duft; er hat weniger Kalorien als Pollenhonig und einen einzigartigen, nicht zu süßen Geschmack, der von Honigliebhabern geschätzt wird.

Link hierzu:
https://www.researchgate.net/publication/
236684213_Antibacterial_potential_of_honey_from_differ
ent_origins_a_comparsion_with_Manuka_honey

Pinienhonig kristallisiert aufgrund seines geringen Glukosegehalts langsam und bleibt daher mehr als 18 Monate lang flüssig.

Mir liegen beide PDF – Dateien vor. Bei Interesse schreiben Sie mich bitte an: traude-schubert@gmx.de

Noch ein kleines schönes Extra:

Griechische Mythologie

In der griechischen Mythologie galten die Bienen als Boten der Götter und der Honig als Quelle der Weisheit und Poesie. Honig wurde nachgesagt, dass er unglaubliche Kräfte verleiht.
So wird in der Ilias und Odyssee von Homer erwähnt,

dass sich die Götter des Olymps von Honig (Nektar) und
Honigwein (Ambrosia) ernährten.
Im Griechischen bedeutet das Wort „Nektar" „Sieg über
den Tod" und Ambrosia steht für „Unsterblichkeit".
Aphrodite, die griechische Göttin der Schönheit,
verwendete Honig und Bienenwachs für ihre
Schönheitsmasken.

Im antiken Griechenland wurde zum ersten Mal die
Theorie der Bienenzucht erforscht und die medizinische
Bedeutung des Honigs erkannt. Außerdem entstand 600
v. Chr. in Griechenland eine voll entwickelte und
gesetzlich geregelte Bienenzucht.
Berühmte antike Ärzte verwendeten Honig als Heilmittel
für verschiedene Krankheiten und Beschwerden. Schon
Hippokrates (466 bis 377 v. Chr.) verschrieb Honig bei
Fieber, Verletzungen und zur Wundbehandlung.
Honig war für ihn ein Allheilmittel.

Der berühmteste und einflussreichste griechische
Philosoph Aristoteles (384 bis 322 v. Chr.), der ein
Schüler Platons war, schrieb sogar sein erstes Buch über
die Bienenzucht. Und bei den Olympischen Spielen im
antiken Griechenland wurde Honig als natürliches
Dopingmittel eingesetzt:
Die Athleten tranken Honigwasser, um ihre Kräfte zu
regenerieren.

Honig wurde von den alten Griechen auch als
Schönheitsmittel geschätzt und für Schönheitsmasken
verwendet.

Noch etwas ganz besonderes:

Tasmanischer Leatherwood-Honig

Tasmanische Scheinulme
Die Tasmanische Scheinulme (*Eucryphia lucida*) ist eine in Tasmanien heimische Baumart aus der Gattung der Scheinulmen (*Eucryphia*) in der Familie Cunoniaceae. In Australien heißt der Baum **Leatherwood**.

Quelle: Wikipedia

Eine Honigspezialität aus den weißen Blüten des betörend duftenden Leatherwood-Baumes, beheimatet einzig in den Regenwäldern Tasmaniens.

Der Leatherwoodhonig ist **einer der aromatischsten und vollblumigsten Honige.**
Das Aroma erinnert an den exotischen Blütenduft tropischer Regenwälder.
Eine Rarität für Honigkenner.

Seidenweich die Textur, das Aroma erst kräftig, um dann langsam exotisch blumige Geschmacksnoten zu entfalten – eine Empfehlung renommierter Sterneköche.

Ein Ausnahmecharakter unter den Honigen weltweit! Spiegel eines einzigartigen Naturerbes, das heute in weiten Teilen unter dem Schutz der UNESCO steht.

Mit äußerster Sorgfalt von der Tasmanian Honey Company vor Ort in die originale Schmuckdose abgefüllt und versiegelt.

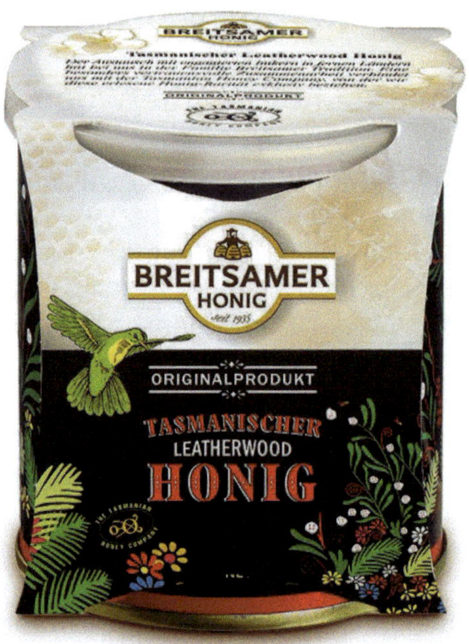

Der Austausch mit engagierten Imkern in fernen Ländern hat bei uns in der Familie Breitsamer Tradition.
Eine besonders vertrauensvolle Zusammenarbeit verbindet uns mit der Tasmanian Honey Company, von der wir diese erlesene Honig-Rarität exklusiv beziehen.

Eigenschaften

Geschmack:	blumig, exotisch, kräftig
Konsistenz:	cremig
Farbe:	goldgelb

Links:
https://www.breitsamer.de/produkt/tasmanischer-leatherwood-honig-cremig-350g/

https://www.teaworld.de/leatherwood-honig-aus-
tasmanien-500g

Anmerkung:
Meine erste Dose Tasmanischer Honig war schnell leer.
Alle die ihn probiert haben, waren restlos begeistert.
Schon alleine dieser Duft………

* * *
Honig bei Wundbehandlung

Honig ist ein altes Heilmittel bei der Wundbehandlung.
In vielen Ländern wird er noch heute noch als medizinische Hilfe eingesetzt.

In Deutschland ist die heilende Wirkung des Honigs in
Vergessenheit geraten.
Dieser Aussage muss ich Gott sei Dank widersprechen!
Man findet immer mehr Hinweise dazu, wie Honig auch
in der Wundbehandlung angewendet wird.
Siehe auch weiter oben!

Man setzt ihn bei eiternden Wunden, Abszessen und
offenen Wunden ein.
Die Heilung einer Wunde ist von der Durchblutung und
Eiweißbildung des menschlichen Körpers abhängig.
Ungewollte Keime verzögern den heilenden Prozess.
Zucker dämmt Wachstum von Bakterien ein
Der hohe Zuckergehalt des Honigs dämmt das
Wachstum von Bakterien ein. Zucker bindet Wasser,
Bakterien und Schmutz aus der Wunde und trägt so zu
ihrer Säuberung bei. Der Säuregehalt des Honigs
beeinträchtigt die Mikroorganismen.

Sie fühlen sich in dem leicht säuerlichen Milieu nicht wohl und sterben meist ab.
Außerdem fördert das säuerliche Umfeld die Bildung von heilendem Granulationsgewebe.

Die antibakteriellen Eigenschaften des Honigs machten Wunden in klinischen Studien nach sechs bis zehn Tagen steril.

Das Naturprodukt enthält Flavonoide, die zudem entzündungshemmend wirken.

Für die Wundbehandlung eignet sich am besten Honig aus Honigtau.
Er enthält besonders viele Flavonoide, die entzündungshemmend wirken. Außerdem ist die flüssige Konsistenz von Vorteil.

* * *

Noch eine interessante Information zu Bienen:

Gut zu wissen: Bei der Honigbiene handelt es sich um

ein gezüchtetes Nutztier, das ohne Imker in der heutigen Form nicht überleben würde.
Honigbienen leisten einen wichtigen Beitrag zur Bestäubung von Pflanzen und Agrarflächen.
Daneben gibt es über 560 Wildbienenarten, die in freier Natur leben.

* * *

Hier noch ein paar Rezepte mit Honig

Lavendelhonig selbst gemacht

Sie brauchen:

2 leere sterilisierte Gläser
2 Tassen reinen Honig (1 Tasse für jedes Glas)
14 Zweige Lavendelblütenzweige **oder**
4 Esslöffel Lavendelblüten

Zubereitung:
- Lavendel in 2 Bündel schneiden, ungefähr 6 Federn pro Bündel.
- Wenn Sie Lavendelblüten verwenden, verwenden Sie 2 Esslöffel pro Glas.
- Lavendelfedern in 2 saubere sterilisierte Gläser füllen.
- Lavendel mit rohem Honig bedecken.
- Lassen Sie den Lavendel mindestens eine Woche lang in Honig aufgehen.
- Einmal am Tag das Glas umdrehen und wieder zurück, um Lavendel mit Honig zu mischen.
- Nach einer Woche den Honig öffnen und die Lavendelzweige vorsichtig herausnehmen.

Hinweis:
- Wenn Sie Lavendelblüten verwenden, müssen Sie diese herausfiltern.
- Erwärmen Sie die Honiggläser in einer Schüssel und filtern sie den Honig dann mit einem Käsetuch.

Tipps:
-       Kaufen Sie nur biologischen, naturbelassenen
        Lavendel.
Das gilt sowohl für Lavendelblüten, als auch für Pflanzen.

* * *
Holunderblütenhonig

Zutaten:
500 g   flüssigen Honig
2 EL   Zitronensaft
5   gr. Holunderblütendolden

Zubereitung:
-       Die voll erblühten Holunderblüten nicht waschen.
-       Die Blüten von den Stielen abzupfen.
-       Schneller geht es mit einer Schere.
-       150 g Honig aus dem Glas nehmen und in einen
        Topf   geben, mit dem Zitronensaft und den
        Holunderblüten vermischen und ca. 4 Minuten
        kochen.
-       Etwas abkühlen lassen und im noch flüssigen
        Zustand mit dem restlichen Honig im Glas
        verrühren.
-       Vor dem Verzehr ein paar Tage ziehen lassen.
-       Die Blüten steigen nach oben.
-       Deshalb vor dem Essen den Honig im Glas immer
        gut durchrühren.

Wer die Blüten nicht mitessen möchte, kann den warmen
noch flüssigen Honig sieben.
Danach gut ausdrücken und mit dem restlichen Honig
mischen.

Honig – Senf – Hähnchen

Zutaten:

4	Hähnchenbrustfilets
1	Zwiebel
2	Knoblauchzehen
	Salz und Pfeffer
3 EL	Senf
3 EL	Honig
2 EL	Öl
1 EL	Butter
200 ml	Hühnerbrühe
200 ml	Sahne
1 TL	getrockneter Thymian
1 TL	Paprikapulver

Petersilie optional

Zubereitung:

- Schäle und hacke Zwiebeln und Knoblauch.
- Vermische den Knoblauch mit etwas Salz und Pfeffer, Senf und Honig.
- Bestreiche die Hähnchenbrustfilets gründlich damit.
- Lege sie in eine Form, decke sie ab und lass sie 1 Stunde im Kühlschrank marinieren.
- Erhitze das Öl in einer großen Pfanne und brate die Filets bei mittlerer Hitze von beiden Seiten goldbraun an.
- Nimm sie aus der Pfanne und stelle sie beiseite.
- Lass die Butter in der gleichen Pfanne schmelzen und brate die gewürfelte Zwiebel darin an, bis sie glasig ist.
- Gieße die Hühnerbrühe und die Sahne dazu und rühre die Mischung glatt.

- Würze die Soße mit Thymian, Paprikapulver, Salz und Pfeffer und lege die Hähnchenfilets wieder hinein.
- Lass alles bei schwacher Hitze einige Minuten köcheln, bis die Soße leicht eindickt.
- Gare die Filets, bis sie gut durch und schön saftig sind.
- Wende die Filets dabei gelegentlich, damit sie die Soße gut aufnehmen.
- Wenn die Soße angedickt und das Huhn durch ist, ist das Gericht fertig.
- Streue zum Schluss etwas gehackte Petersilie über das Gericht.

* * *

Knoblauchbrote mit Honig

Knoblauchbrote mit Honig sind schnell und einfach zubereitet.
Sie eignen sich hervorragend als Beilage zum Abendessen, als Snack für zwischendurch oder z.B. zu einer Suppe.

Zutaten:
1   Baguette oder anderes knuspriges Brot
4   Knoblauchzehen
50 g   Butter
1-2 TL Honig
        Frische Petersilie

Zubereitung:
- Das Brot in Scheiben schneiden und auf ein mit Backpapier ausgelegtes Blech legen.

-        Die zerlassene Butter, die Frische Petersilie, die
         fein gehackten Knoblauchzehen und den Honig
         verrühren.
-        Beide Seiten der Brotscheiben gleichmäßig damit
         bestreichen.
-        Im Ofen bei 200°C ca. 10 Minuten backen.
-        Pur oder als Beilage zu Suppe servieren.

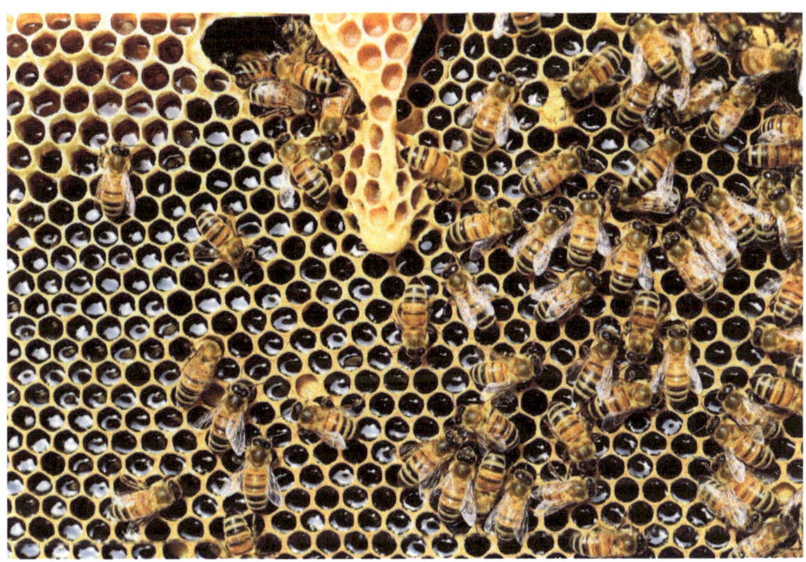

Und ihnen verdanken wir das alles!!

INDIANER NESSEL - MONARDA

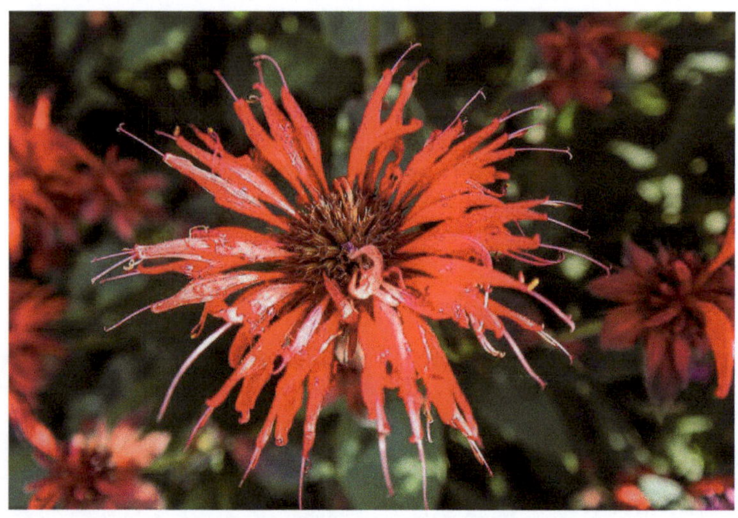

Die **Indianernessel** (*Monarda didyma*), auch
Goldmelisse oder **Scharlach-Monarde** genannt, ist eine
Pflanzenart aus der Gattung *Monarda* innerhalb der
Familie der Lippenblütler (Lamiaceae).

Blüten und Blätter werden verwendet
Blüten und Blätter der Indianernessel duften angenehm
aromatisch.
-       Sie eignen sich für Tees oder zur Herstellung von
        Limonade.
-       Auch in Süßspeisen oder im Salat schmecken die
        Blüten gut.
-       Sie sind ein tolles Gewürz für Desserts, Dressings
        und Salate.
-       Auch für Fleisch und Nudelgerichten eignen sie
        sich Bestens

Alle Indianernesseln sind essbar.
Jede Sorte hat ihr eigenes Aroma, das an mediterrane Kräuter wie Thymian erinnert, und auch so verwendet wird.

Rezepte mit Goldmelisse:

Sirup aus Goldmelisse

Zutaten:
10   Blüten, davon die Blätter
1   Bio Orange
1   Bio Zitrone
        von beiden den Saft und Zesten
1 kg   Zucker
1 L   Wasser

Zubereitung:
-       Die Blütenblätter in eine Schüssel geben.
-       Aus der Orange und der Zitrone die Zesten ausschneiden.
-       Wasser mit dem Zucker aufkochen.
-       Nun über die Blüten gießen und 2 Tage ziehen lassen.
-       Dann mit dem Zitronen- und Orangensaft vermischen.
-       Alles in sterilisierte Flaschen abfüllen.
-       Kühl und dunkel gelagert, hält das Sirup ca. 10 – 12 Monate.

Den Sirup kann man mit Wasser verdünnen, oder auch mit Sekt mischen.

Limonade mit Indianernessel

Zutaten:
5 - 7   Blüten der Indianernessel
3 EL   Zucker
1 L   Wasser

Zubereitung:
-       Die Blüten von der Indianernessel (Monarda) ernten.
-       Einen ½ Liter Wasser mit 3 Esslöffeln Zucker vermischen.
-       3 Esslöffel Blüten dazu geben und 24 – 30 Stunden abgedeckt ziehen lassen.
-       Die Mischung abseihen.
-       Den geschmacksintensiven Auszug der Monarden-Limonade mit einem weiteren ½ Liter Wasser auffüllen und mit Eiswürfeln servieren.

* * *

Anwendungen der Indianernessel – Monarda

Anwendung als Heilkraut
1. Bei Erkältung und Husten (Tee, Sirup)
2. Schleimlösend und Atem befreiend (Tee, Sirup)
3. Schweißtreibende Wirkung (Tee)
4. Beruhigend, Einschlaffördernd (Tee)
5. Bei Kopfschmerzen (Tee)
6. Wundheilend (Waschungen, Bäder)

Anwendung als Tee
Nimm 1 Teelöffel der getrockneten Blüten und Blätter pro

Tasse und brühe ihn mit heißem Wasser auf.
Ein paar Minuten ziehen lassen und genießen.
Der Tee kann sowohl heiß als auch kalt getrunken werden.

Weitere Anwendungen und Wirkungen:

Atemwegsbeschwerden:
Die ätherischen Öle können bei Husten und Bronchialbeschwerden helfen und die Atemwege befreien. Ein Dampfbad mit Monarda kann den Husten lindern.

Erkältungen:
Die antiseptischen Eigenschaften der Indianernessel können bei Erkältungen hilfreich sein, und ein Tee aus den Blättern kann die Symptome lindern.

Verdauungsbeschwerden:
Monarda kann die Verdauung unterstützen und bei Magen-Darm-Beschwerden helfen.

Sonstige Wirkungen:
Die Indianernessel kann auch bei Kopfschmerzen und zur Desinfektion von Wunden eingesetzt werden.

Verwendung:
Die Blätter und Blüten können frisch oder getrocknet verwendet werden, beispielsweise in Tee oder als Gewürz. Sie können auch für Sirup oder Potpourri verwendet werden.

DIE WILDE KARDE

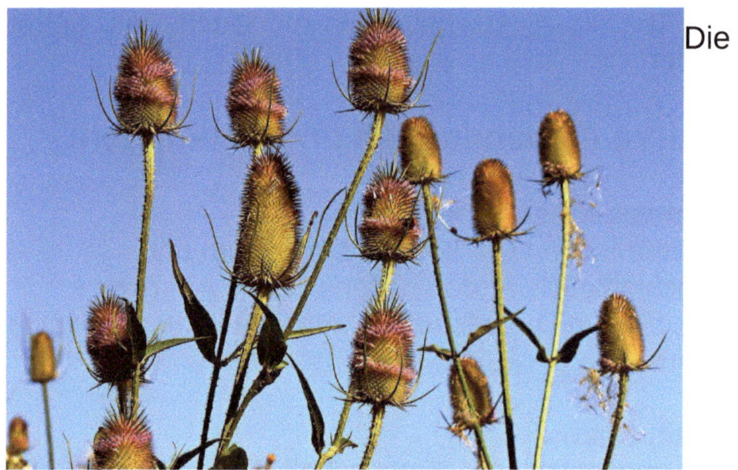

Die

Wilde **Karde** (*Dipsacus fullonum / Dipsacus sylvestris*)

Quelle:
https://www.heilpraxisnet.de/heilpflanzen/karde-wirkung-
und-verwendung/#Inhaltsstoffe_und_Wirkung

In der **Naturheilkunde** wird vor allem die Kardenwurzel
verwendet, etwa bei Hauterkrankungen oder Magen-
Darm-Beschwerden.
Auch bei rheumatischen Erkrankungen und Infektionskrankheiten wie Borreliose soll sie eine gute Hilfe sein.

Inhaltsstoffe und Wirkung

Für die Heilwirkungen der Karde ist zum einen die in
ihren Wurzeln enthaltene Kaffeesäure verantwortlich,
zum anderen spielen die pflanzeneigenen Glykoside der

Karde eine essenzielle Rolle. Glykoside sind spezielle Pflanzenstoffe, die aus je einem Alkohol- und einem Zuckermolekül aufgebaut sind.

Kaffeesäure gegen Magen-Darm-Beschwerden

Kaffeesäure ist nicht nur im Kaffee enthalten.
Auch einige Heilpflanzen, darunter die Karde, enthalten nennenswerte Mengen dieser Säure, der nachgesagt wird, dass sie
- antioxidativ,
- appetitanregend,
- Magen-darm-stärkend
- und verdauungsfördernd wirkt.

Hilfreich sind diese Eigenschaften der Kaffeesäure vor allem bei
- Appetitlosigkeit,
- Magenschwäche,
- Reizmagen,
- Verdauungsstörungen im Allgemeinen,
- Gallenschmerzen
- oder Beschwerden der Leber.

Saponine wirken schmerz- und entzündungs-hemmend
Zur Gruppe der Glykoside gehören unter anderem die in Kardenwurzel enthaltenen Saponine. Zwar sollten sie nicht auf direktem Wege in die Blutbahn gelangen, da sie hier blutauflösende Effekte haben. Maßvoll dosiert und oral eingenommen besitzen Saponine jedoch heilsame Eigenschaften und wirken

- cholesterinsenkend,
- schmerzlindernd,
- magen-darm-stärkend,
- entzündungshemmend
- und wie natürliche Antibiotika.

Die besondere Wirkungsweise der Saponine macht sie zu wunderbaren Helfern bei:
- Kopfschmerzen,
- Gelenkschmerzen,
- entzündlichen Hauterkrankungen,
- Entzündungen im Magen-Darm-Bereich,
- rheumatischen Erkrankungen
- und Infektionen.

Wissenswertes: Kombiniert mit anderen Präparaten, wie der Heilerde Zeolith, wird eine Tinktur aus Kardenwurzel häufig verwendet, um Infektionen wie Borreliose zu behandeln.
Pharmakologisch nachgewiesen ist eine Wirkung in diesem Fall allerdings noch nicht.

Glucoside lindern Hautprobleme

Wie Saponine gehören auch Glucoside zu den Glykosiden. Sie sind für ihre besonders milde sowie hautverträgliche Wirkung bekannt und wirken auf die dermalen Schichten unter anderem

- zellregenerierend,
- abschwellend,
- porenreinigend
- und beruhigend

Anwendung und Dosierung

Tee aus Kardenwurzel nicht nur zur inneren Anwendung
Ein Tee aus wilder Karde ist vor allem bei Appetitlosigkeit
und Verdauungsproblemen zu empfehlen.
Allerdings kann man den kalten Tee auch für
Waschungen bei Hautproblemen und Wundheilstörungen
verwenden.

Heißer Teeansatz aus der Kardenwurzel:
- Ein Teelöffel Kardenwurzel,
- 150 Milliliter kochendes Wasser,
- aufkochen lassen und
- dreimal täglich vor den Mahlzeiten trinken

**Eine Tinktur aus Kardenwurzel hilft bei größeren
Hautbeschwerden.**

Hier ein Rezept mit Kardenwurzel:
- Einen Liter Weinbrand, Doppelkorn oder Wodka
- eine saubere Flasche, am Besten auskochen
- 100 g geschnittene Kardenwurzel
frisch oder getrocknet

Zubereitung und Anwendung:
- Füllen Sie die Flasche mit den geschnittenen
Kardenwurzeln auf.
- Übergießen Sie nun das Ganze mit dem
hochprozentigen Alkohol.
- Danach wird die Flasche gut und luftdicht
verschlossen.
- Stellen Sie die Flasche an einen warmen und
lichtreichen Ort (am besten auf die Fensterbank).

- Lassen Sie den Tinkturansatz nun circa sechs bis acht Wochen reifen.
- Schütteln sie die Flasche immer mal wieder kräftig durch, damit sich die Wirkstoffe gleichmäßig in dem Alkohol verteilen können.
- Danach gießen die die Kardentinktur durch ein Sieb oder einen Kaffeefilter.
- Füllen Sie nun die Tinktur in eine dunkle Flasche.

Diese wir dann, je nach Behandlungsziel
- zwei- bis dreimal (je circa zehn bis 50 Tropfen) täglich mit Wasser verdünnt eingenommen,
- zum Badewasser oder Gesichtswasser gegeben
- oder verdünnt auf problematische Hautstellen getupft.

Anwendung:
- Ob als Zutat für ein Heilbad, Gesichtswasser oder zum Abtupfen von Wunden und Hautirritationen, Kardentinktur kann bei vielen Hautbeschwerden sehr zuverlässig helfen.
- Wichtig ist aber, die Tinktur vorab ausreichend zu verdünnen.

Interessant:
Kardenwurzelextrakt gibt es auch in Kapselform.
Hier wird empfohlen, täglich eine Kapsel mit ausreichend Flüssigkeit einzunehmen.

Nebenwirkungen:
Sind bisher keine bekannt.

ROTE BEETE

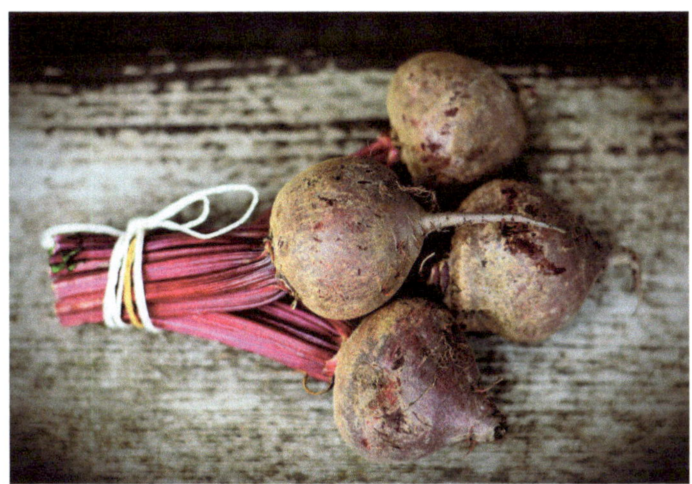

**Zum Schutz der Leber
und zur Blutreinigung**

Rote Beete enthält die Vitamine A, B und C und versorgt uns mit löslichen Fasern, die zur Regulation des Blutzucker- und Cholesterinspiegels beitragen.
Rote Beete enthält auch unlösliche Fasern, die die Verdauung unterstützen.

Rote Beete ist mehr als ein einfaches Gemüse
- In der intensiv roten Wurzel stecken sehr viele Antioxidantien und Vitamine, die deiner Gesundheit auf vielfältige Weise förderlich sind.
- In der intensiv roten Wurzel stecken sehr viele Antioxidantien und Vitamine, die deiner Gesundheit auf vielfältige Weise förderlich sind.
- Sie ist unter anderem auch zum Schutz der Leber bestens geeignet.

- Es ist deshalb zu empfehlen, der Roten Beete
  einen festen Platz in deinem Speiseplan
  einzuräumen.
- Sie enthält viele Ballaststoffe, Proteine und
  Wasser und ist ein sehr energiereiches Gemüse,
  das bei unterschiedlichen Leiden hilfreich sein
  kann.
- Erfahre heute, was die rote Knolle zum Schutz der
  Leber und zur Blutreinigung beitragen kann.

* * *

Eine Schatzkammer voller Antioxidantien

- Rote Beete ist reich an Beta-Carotin, Carotinoiden
  und   Flavonoiden, potente Antioxidantien, die
  dieser Wurzel ihre   charakteristische, intensive
  Farbe verleihen.
- Es ist bekannt, dass alle Lebensmittel, die einen
  hohen Gehalt an Antioxidantien aufweisen,
  sehr effektiv die Reinigung der Leber unterstützen.
- Besonders relevant ist das für Personen, die an
  einer Fettleber leiden.

- Im Jahr 2012 wurde in der Zeitschrift
  New England Journal of Medicine eine
  interessante klinische Studie veröffentlicht, in der
  gezeigt wurde, dass bei Patienten mit einer
  Fettleber durch eine Behandlung mit
  Antioxidantien eine signifikante Verbesserung
  ihres Zustands erreicht werden kann.

- Die Therapie führte zu einer Reduktion des Fettanteils in der Leber und minderte eventuelle begleitende Entzündungssymptome.
- Die Wirksamkeit der gewählten Behandlung war insbesondere auf ein Antioxidans namens Betalain zurückzuführen, das gleichzeitig dem vorzeitigem Altern vorbeugt.

* * *

Rote Beete passt hervorragend in deine Diät, wenn du abnehmen möchtest.

- Sie ist energiereich, liefert viele Ballaststoffe und sättigt daher.
- Wenn wir vor dem Essen einen Saft aus Roter Beete trinken, dann versorgen wir auf diese Weise unseren Körper mit wichtigen Nährstoffen und stillen gleichzeitig jenen Heißhunger, der uns zu große Portionen essen lässt.
- Das funktioniert übrigens auch zwischendurch und hilft uns, bis zur nächsten Mahlzeit durchzuhalten.

* * *

Rote Beete hilft bei viel mehr:

- Sie wirkt dank ihres hohen Gehalts an Ballaststoffen - entschlackend und beugt daher der Ansammlung von Giftstoffen und der Wassereinlagerung ins Gewebe vor.
- Gleichzeitig unterstützen diese Inhaltsstoffe eine

gesunde Verdauung und helfen, Verstopfungen zu vermeiden.

- All diese Effekte entlasten die Leber, deren Wächterfunktion im Stoffwechsel weniger stark beansprucht wird.
- Rote Beete ist weiterhin in der Lage, unseren Stoffwechsel anzukurbeln, so dass Leber und Darm effektiver arbeiten können.
- Dieses rote Gemüse unterstützt die Funktion des lymphatischen Systems.
- Giftstoffe können so leichter zu den entsprechenden Ausscheidungsorganen befördert werden.
- Es ist wichtig zu wissen, dass eine Fettleber, die in der Fachwelt als Steatosis hepatis bezeichnet wird, in den meisten Fällen heilbar ist.
- Dazu muss eine entsprechend angepasste Diät gewählt werden, die nur wenige Fette enthält, aber große Mengen an Vitaminen und Mineralstoffen.
- Letztere liefern wir unserem Körper durch den Verzehr von frischem Obst und Gemüse.
- Auch Rote Beete kann dir zum Schutz der Leber helfen!

* * *

Rote Beete zur Blutreinigung und Gesunderhaltung des Herzens

- In der Antike wurde Rote Beete zur "Stärkung" des Blutes verwendet und an schwache Personen verabreicht oder an jene, die sich in der Genesung befanden.

Die Gründe, warum Rote Beete hierzu eingesetzt wird, können wie folgt zusammengefasst werden:

- Rote Beete ist **reich an Kalium**.
- Dieser Mineralstoff hilft, den **Blutdruck** zu regulieren.
- Der Blutspiegel "schlechten" **Cholesterins** (LDL) wird   gesenkt.
- Rote Beete hat einen **hohen Gehalt an** Eisen, Magnesium, Phosphor, Folsäure und den Vitaminen A, B und C.
- Eine   wirklich hervorragende Kombination, um dein **Kreislaufsystem** zu stärken und giftige Stoffe auszuscheiden.

* * *

Und in welcher Form sollte ich Rote Beete zum Schutz der Leber zu mir nehmen?

Um alle Vorteile, die uns der Konsum von Roter Beete bringen kann, für uns zu nutzen, unsere Leber zu schützen und unser Blut zu reinigen, muss das Gemüse **roh verzehrt** werden.

- In geriebener Form ist das möglich, in einem Salat beispielsweise, auch in Kombination mit anderen Gemüsen wie Karotten.
- Diese werden auch gerieben und roh gegessen.
- Füge einen Schuss Olivenöl und etwas Zitrone hinzu und   schon hast du ein ideales Heilmittel.

* * *

Heiltrunk für die Leber

Zutaten

1 Glas	Wasser (200 ml)
eine	mittelgroße Rote Beete
1	mittelgroße Karotte
1	mittelgroßer Apfel

Zubereitung

- Alle Zutaten müssen zunächst gut abgewaschen werden.
- Anschließend schneiden wir sie in sehr kleine Stückchen, damit sie im Mixer gut püriert werden können.
- Rote Beete, Karotte und Apfel müssen roh verwendet werden, um den maximalen Nutzen aus diesem Getränk zu ziehen.
- Nun werden alle Zutaten im Mixer zu einem homogenen Saft verarbeitet, der dann mit dem Wasser verdünnt wird.
- So lässt er sich besser trinken.
- Wenn du ein paar Eiswürfel hinzufügst, wird der Saft noch erfrischender.

Und wann trinken wir diesen Saft?

- Eine halbe Stunde vor der Hauptmahlzeit des Tages.
- Es genügt, einmal täglich über fünf Tage diesen Saft zu trinken, um die Leber zu reinigen.
- Dann kannst du 10 Tage pausieren und von vorn beginnen.
- Dieses Getränk ist ein wahrer Schatz an Nährstoffen, das deine Gesundheit fördern.

Rote Beete – Pink Latte

Wenn Sie den Geschmack von Rote Beete lieben, probieren Sie unbedingt einmal dies hier:

Zutaten:

400 ml	Milch, Hafer- Mandelmilch
2 TL	Rote Beete Pulver
½ TL	Vanilleextrakt
1 TL	Honig
2 Prisen	Zimt

Zubereitung:
- Die Mischung in zwei Gläser verteilen.
- Milch in einem kleinen Topf erwärmen und mit einem kleinen Milchaufschäumer aufschäumen lassen.
- Nun über die Rote Beete Mischung gießen und genießen.

Schlangengift

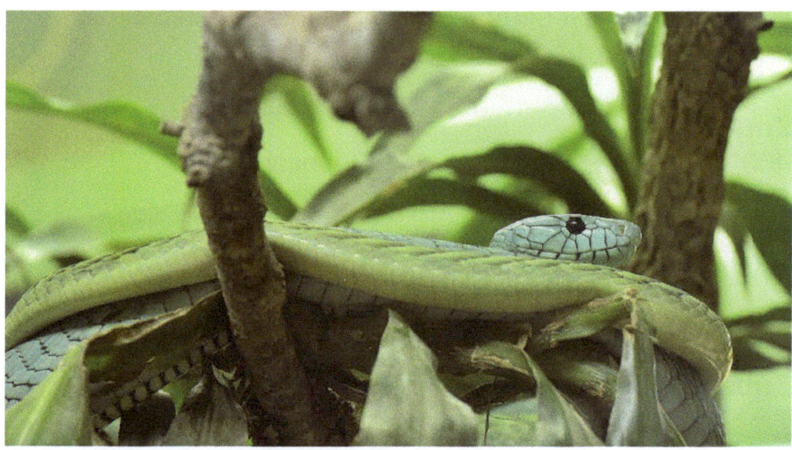

Grüne Mamba – Giftschlange

Schlangengifte sind ein komplexes Gemisch von Proteinen bzw. Polypeptiden mit unterschiedlicher Wirkung, die in vitale Körperfunktionen eingreifen und vor allem bei Kleinsäugern schnell zur Lähmung der Muskulatur oder zu Herz-Kreislauf-Versagen führen.

ABER Schlangengifte haben auch nützliche Eigenschaften.

* * *

Nützliche Eigenschaften von Schlangengift Quelle:
(https://t.me/GesundUndGut)

Schlangengift **blockiert Nervenimpulse** und **entspannt die Muskeln**, wodurch sie die Fähigkeit verlieren, sich zu bewegen und zusammenzuziehen.

Dank dieser Eigenschaft wird Schlangengift in **medizinischen** und **kosmetischen Anwendungen** eingesetzt.

Auf seiner Basis werden eine Reihe von Präparaten hergestellt, zum Beispiel **Salben**,
- die bei Gelenkschmerzen,
- Ischias und
- anderen Beschwerden benötigt werden.

Meistens handelt es sich um das Gift der Viper, die etwa 40 Milligramm flüssiges Gift liefert.
Für die langfristige Lagerung wird es zu etwa 90% getrocknet, jedoch reichen vier Milligramm für 100 Tuben aus.

Die im Schlangengift enthaltenen **Proteine** und **Peptide** werden zur Herstellung von Medikamenten gegen Herz-Kreislauf-Erkrankungen verwendet.
Das Gift einiger Schlangen **kann die Dysfunktion des Herzmuskels beseitigen und effektiv hohen Blutdruck senken.**

Anmerkung von mir:
1983 wurde meine Mutter schwer krank.
Sie hatte eine Herzkranzgefäßentzündung und war nicht transportfähig.
Der von uns herbei gerufene Heilpraktiker spritze ihr **Schlangengift**. Das werde ich nie vergessen!

Es half ihr sehr gut. Dies bestätigte auch unser damaliger Hausarzt, der 2 Tage später aus dem Urlaub zurück kam.

Schlangengifte werden in geringen Dosen auch im Rahmen der **Naturheilkunde** eingesetzt, z.B. bei:

- Autoimmunerkrankungen,
- rheumatischen Erkrankungen oder
- Migräne.
- Bronchitis,
- Heuschnupfen
- Gelenkbeschwerden
- Allergien

Ihre Wirkung ist umstritten, da es sich nicht um standardisierte Substanzen handelt und in der Regel keine kontrollierten klinischen Studien vorliegen.

Auch in der Therapie von chronischen Schmerzen, Neuralgien, chronischen Nierenentzündungen, Asthma, sowie Neurodermitis soll diese bislang einzigartige Behandlungsmethode erstaunliche und schnelle Behandlungserfolge zeigen.

Private Krankenkassen ersetzen die Behandlungskosten. Gesetzlich versicherte Kassenpatienten müssen die Kosten selbst übernehmen!

* * *

Medikamente, bei denen Schlangengift eingesetzt werden:

In folgenden Bereichen der Therapie werden Schlangengifte **verwendet**:
- bei arterieller Hypertonie (Bluthochdruck),

- erblich bedingten und
- erworbenen Störungen des Gerinnungssystems -
  und zur Herstellung von Antidota (**Gegengifte**)
- in der Homöopathie zur Behandlung von
  Schmerzzuständen.

* * *

Schlangengiftsalbe gegen Falten

Die Inhaltsstoffe im Schlangengift wirken lähmend auf die Haut.
Dies verhindert Muskelkontraktionen und ermöglicht der Haut, sich zu erholen.
Es **verhindert** auch die **Bildung oder Vertiefung** von Falten.
Dadurch werden Zeichen der Hautalterung reduziert.

* * *

Ist in Blutdruckmedikamenten Schlangengift enthalten?

ACE-Hemmer
Ein bekanntes Beispiel ist **Ramipril**.

Aber wussten Sie, dass der Wirkstoff des ersten **ACE-Hemmers**, **Captopril**, ursprünglich aus Schlangengift gewonnen wurde ?
Captopril wurde 1981 auf den Markt gebracht und basierte auf einem Inhaltsstoff des Giftes der giftigen brasilianischen Viper (Bothrops Jararaca).

* * *

Das Gift des Inland-Taipans

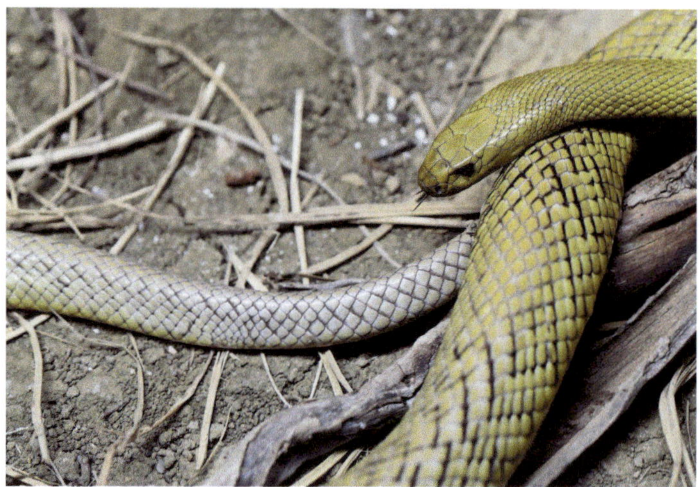

Der australische Inland-Taipan ist die giftigste Schlange der Welt.
Doch ihr tödliches Gift kann auch Leben retten:
im Tierversuch wurde es erfolgreich zur Vorbeugung von chronischer **Herzinsuffizienz** eingesetzt.
Schon heute verwendet man Schlangengiftkomponenten in der pharmazeutischen Industrie und in der Medizin im

- Bereich der Blutgerinnung und in der
- Neurobiologie oder
- inzwischen auch in der Krebsforschung.

Produkte mit Schlangengift werden seit langem in der **Homöopathie** etwa zur Behandlung von **Rheuma** verwendet.

Schlangengift in der Medizin

Batroxobin heißt der Stoff, der aus dem Gift der südamerikanischen Lanzenotter gewonnen wird.
Dieses Mittel fördert die Blutgerinnung und wird bei Operationen als Klebestoff verwendet.
Wunden können damit schnell zugeklebt werden.
Körpereigenes Blut wird mit dem Schlangenmittel verdickt und auf offene Blutgefäße aufgetragen.

Schlangengift in der Krebstherapie

Noch steht die biochemische Analyse der Schlangegifte am Anfang, aber die Erfolge sind viel versprechend.
Dr. Johannes Eble vom Institut für Physiologische Chemie und Pathobiochemie der Westfälischen Wilhelms-Universität Münster erhofft sich durch die Forschung mit Schlangengiften therapeutisch anwendbare Substanzen in der Tumortherapie.
Er hat nämlich herausgefunden, dass das Reptiliengift auch geeignet sein könnte, das Wandern von Krebszellen zu verhindern.

Quelle:
https://www.gesundheit.de/medizin/naturheilmittel/schlangengift-id215255/

SUMACH

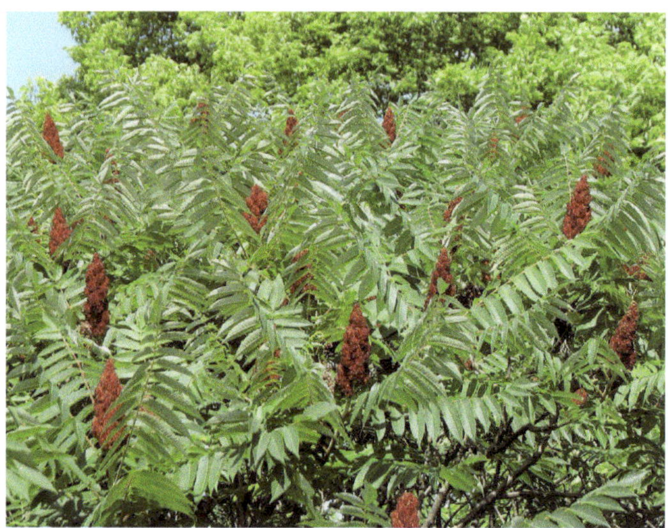

Hirschhorn-Sumach, bei uns wird er Essigbaum
    genannt.

Sumach ist ein leuchtend rotes Gewürz, das häufig in der
Küche des Nahen Ostens und des Mittelmeerraums
verwendet wird.
Es hat einen würzigen, zitronigen Geschmack, der viele
Gerichte verfeinert, aber wussten Sie, dass es auch eine
Reihe **gesundheitlicher Vorteile** bietet?

Dieses kraftvolle Gewürz ist voller
-       Antioxidantien,
-       Vitamine und
-       entzündungshemmender Eigenschaften,
was es zu einer großartigen Ergänzung Ihrer Ernährung
macht.

Lassen Sie uns 15 wichtige Vorteile von Sumach erkunden und wie Sie ihn zur Verbesserung Ihrer Gesundheit nutzen können.

* * *

15 Vorteile von Sumach

Reduziert Entzündungen:
Sumach enthält starke entzündungshemmende Verbindungen, die Schwellungen und Schmerzen im Körper lindern können, insbesondere bei Menschen mit Arthritis oder Gelenkschmerzen.

Unterstützt die Herzgesundheit
Die Antioxidantien im Sumach tragen zur Senkung des Cholesterinspiegels bei und verbessern die Funktion der Blutgefäße, was die Herzgesundheit unterstützt und das Risiko einer Herzerkrankung verringert.

Stärkt das Immunsystem
Sumach ist reich an Vitamin C, das das Immunsystem stärkt und Ihrem Körper hilft, Infektionen und Erkältungen abzuwehren.

Verbessert die Verdauung
Das Gewürz unterstützt die Verdauung, indem es die Produktion von Verdauungsenzymen anregt, Blähungen reduziert und bei Magenbeschwerden hilft.

Reguliert den Blutzuckerspiegel.
Sumach trägt nachweislich zur Stabilisierung des Blutzuckerspiegels bei und ist daher für Diabetiker oder Personen mit einem Risiko, daran zu erkranken, von Vorteil.

Schützt vor Infektionen
Mit seinen antibakteriellen und antimykotischen
Eigenschaften kann Sumach zum Schutz vor schädlichen
Mikroben und Infektionen beitragen.

Hilft bei der Gewichtskontrolle:
Die Fähigkeit von Sumach, die Verdauung zu verbessern
und den Blutzuckerspiegel zu stabilisieren, kann dazu
beitragen, Heißhunger zu reduzieren und eine gesunde
Gewichtskontrolle zu unterstützen.

Lindert Halsschmerzen
Sumach-Tee ist dank seiner entzündungshemmenden
und beruhigenden Eigenschaften ein wirksames Mittel
gegen Halsschmerzen.

Verbessert die Hautgesundheit:
Die Antioxidantien im Sumach bekämpfen freie Radikale,
die die Haut schädigen, und sorgen für ein klareres,
gesünderes Hautbild.

Reduziert das Krebsrisiko
Der hohe Gehalt an Antioxidantien hilft, oxidativen Stress
im Körper zu bekämpfen, was das Krebsrisiko senken
kann.

Unterstützt die Gesundheit der Atemwege.
Das Trinken von Sumach-Tee kann Atemwegsprobleme
wie Husten und Bronchitis lindern, indem es die
Entzündung in den Atemwegen reduziert.

Steigert das Energieniveau.
Die Nährstoffe im Sumach unterstützen die allgemeine
Energieproduktion und reduzieren Müdigkeit.   108

Verbessert die Knochengesundheit:
Sumach enthält Kalzium und andere Mineralien, die zu
stärkeren Knochen und einem geringeren
Osteoporoserisiko beitragen.

Bekämpft Harnwegsinfektionen (HWI)
Die antibakteriellen Eigenschaften von Sumach helfen
bei der Bekämpfung von Infektionen der Harnwege.

Entgiftet den Körper:
Sumach hilft dabei, Giftstoffe aus der Leber auszuspülen,
fördert die allgemeine Entgiftung und verbessert die
Organfunktion.

* * *

So verwenden Sie Sumach für diese Vorteile

Als Gewürz in Mahlzeiten:
- Integrieren Sie Sumach in Ihre täglichen
  Mahlzeiten, indem Sie ihn auf Salate, gebratenes
  Gemüse oder gegrilltes Fleisch streuen.
- Dies verleiht nicht nur einen würzigen Geschmack,
  sondern wirkt sich auch auf natürliche und
  köstliche Weise gesundheitsfördernd aus.
- Zur Gewichtskontrolle, für die Verdauung und die
  Herzgesundheit ist die Verwendung von Sumach
  in Lebensmitteln eine der einfachsten Methoden.

Machen Sie Sumach-Tee.
Brauen Sie einen wohltuenden Tee,
- indem Sie 1 Teelöffel getrocknete Sumach-Beeren
- oder -Pulver
- 5-10 Minuten in heißem Wasser ziehen lassen.

Dieser Tee ist hervorragend zur Linderung von Entzündungen, zur Linderung von Halsschmerzen und zur Unterstützung der Atemwege geeignet.
Fügen Sie Honig oder Zitrone für zusätzlichen Geschmack und zur Unterstützung des Immunsystems hinzu.

Verwendung in aromatisiertem Wasser oder Getränken
Geben Sie eine Prise Sumachpulver in Ihre Wasserflasche oder mischen Sie es in ein Detox-Getränk. Dies ist eine erfrischende Möglichkeit, Antioxidantien zu fördern, die Entgiftung zu unterstützen und den Flüssigkeitshaushalt aufrechtzuerhalten.

Topische Anwendung:
Mischen Sie Sumachpulver mit Wasser und stellen Sie eine Paste her, die Sie auf Ihre Haut auftragen. Dank der antibakteriellen und entzündungshemmenden Eigenschaften von Sumach kann dies bei Akne, Ausschlägen oder kleineren Wunden helfen.

In Joghurt oder Dips:
Mischen Sie Sumach mit Joghurt, um einen würzigen Dip oder eine Sauce herzustellen. Diese Kombination ist nicht nur lecker, sondern unterstützt auch die Verdauung und Gewichtskontrolle.
Indem Sie Sumach auf diese einfache Weise in Ihren Alltag integrieren, können Sie von seinen gesundheitlichen Vorteilen profitieren und gleichzeitig Ihre Mahlzeiten und Ihr allgemeines Wohlbefinden verbessern.

* * *

**Sumach ist mehr als nur ein aromatisches Gewürz;
es ist ein natürliches Kraftpaket voller gesundheitlicher Vorteile.**

Von der Unterstützung
-        der Herzgesundheit über
-        die Stärkung des Immunsystems
-        bis hin zur Verbesserung der Haut gibt es

unzählige Möglichkeiten, dieses vielseitige Gewürz in
Ihrem täglichen Leben zu verwenden.
Versuchen Sie, **Sumach** in Ihre Mahlzeiten oder als Tee
zu integrieren, um seine erstaunlichen gesundheitlichen
Vorteile aus erster Hand zu erleben.

Übrigens:
Sumach ist das rote, scharfe Gewürz, welches gerne
im Döner verwendet wird.

VITAMIN P – RUTIN

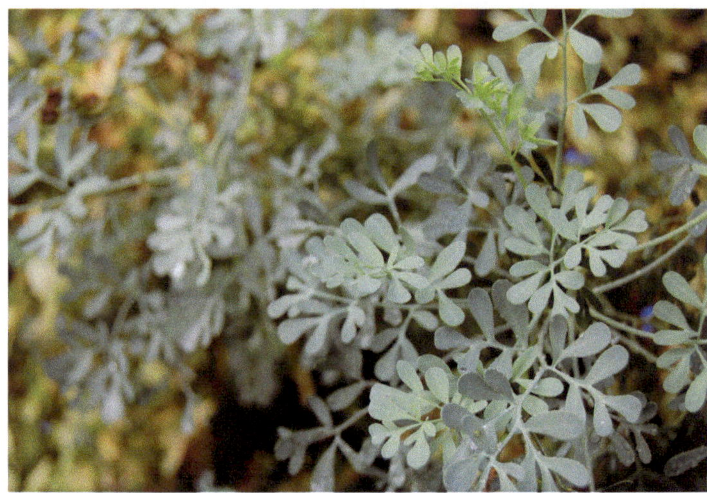

Der Name stammt von Ruta graveolens, einer Pflanze, die auch **Rutin** enthält.

Es wird manchmal als "Vitamin P" bezeichnet, obwohl es kein Vitamin ist. Rutin entsteht durch Bindung eines Disaccharids an die Hydroxylgruppe von Quercetin. Rutin ist also mit Quercetin verwandt.

* * *

Bei was hilft Rutin

Rutosid ist indiziert zur Anwendung bei Beschwerden in Folge von Erkrankungen:
- der Beinvenen (chronische Veneninsuffizienz)
- Behandlung von Beinschwellungen (Ödemen)
- und Linderung bei schweren, müden Beinen, Spannungsgefühlen und Kribbeln

Durch seine gefäßstärkenden Eigenschaften kann Rutin
- zur Senkung des Blutdrucks
- und zur Verbesserung der Herzgesundheit
  beitragen.
- Es unterstützt die Zirkulation und kann so helfen,
  Herz-Kreislauf-Erkrankungen vorzubeugen.

Herkömmlicherweise wird es als **antimikrobielles,
antimykotisches und antiallergisches Mittel**
verwendet.
Die aktuelle Forschung hat jedoch ein breites Spektrum
pharmakologischer Vorteile für die Behandlung
verschiedener chronischer Krankheiten
- wie Diabetes,
- Bluthochdruck
- und Hypercholesterinämie gezeigt.

Rutin hat eine schützende Wirkung auf die Leber,
indem es als Antioxidans dient und hilft, die Leberzellen
vor Schäden durch freie Radikale und Toxine zu
schützen.

* * *

In welchen Nahrungsmitteln ist Rutin enthalten?

In Buchweizen, Rhabarber, Äpfeln, Zwiebeln, Tee,
Spargel, Zitrusfrüchten wie Orange, Grapefruit,
Grapefruit, Zitrone und Limette sowie Beeren wie
Cranberry enthalten ist.
Der Name stammt von Ruta graveolens, einer Pflanze,
die auch Rutin enthält. Es wird manchmal als "Vitamin P"
bezeichnet, obwohl es kein Vitamin ist.

WARNUNG!!!

- **Schwangere und stillende Personen** sollten kein Rutin einnehmen.
- Geben Sie **Kindern** außerdem **keine Rutinpräparate**, ohne deren Verwendung mit einem Arzt zu besprechen.
- Sprechen Sie vor der Einnahme von Rutinpräparaten mit Ihrem Arzt, wenn Sie: in der **Vergangenheit an Herzerkrankungen oder Blutgerinnseln gelitten haben.**

WASSERSTOFFPEROXID

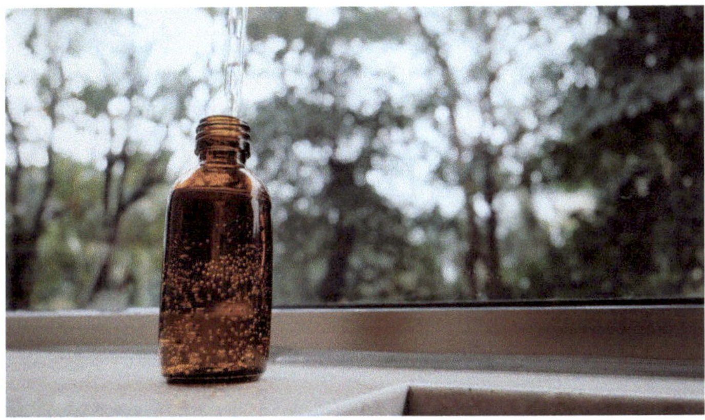

Flasche mit Wasserstoffperoxid

Wasserstoffperoxid ist eine hoch reaktive Substanz, die aus Wasserstoff und Sauerstoff besteht. Sie wird **hauptsächlich zur Herstellung anderer Chemikalien und zum Bleichen von Papier und Textilien** genutzt. Darüber hinaus wird hoch verdünntes Wasserstoffperoxid zur **Desinfektion** von **Kontaktlinsen** verwendet.

* * *

Wasserstoffperoxid in der Medizin

Medizinische Bedeutung.
Die klinische Medizin verwendet Wasserstoffperoxid als antiseptisches Mittel, mit dem man eiternde und verschmutzte Wunden reinigen kann.
Durch Freisetzung von Sauerstoff und die Bildung von Schaum führt die Chemikalie zu einer Abnahme der Keimzahl, es wirkt zudem direkt bakterizid.

Was kann man mit Wasserstoffperoxid 3 % Lösung machen?

Wasserstoffperoxid 3% ist eine Lösung zum **Spülen und Wundreinigen**. Angewendet wird die Lösung im Mund- und Rachenraum, z.B. bei Zahnfleischblutungen oder Entzündungen der Mundschleimhaut. Auch als Desinfektionsmittel bei Mundgeruch kann Wasserstoffperoxid eingesetzt werden.

Katalase wandelt Wasserstoffperoxid in Wasser und Sauerstoff um.
Das Enzym **entgiftet** auf diesem Weg im **Körper** oder in der Pflanze (Fotorespiration) entstehende Peroxide. Katalase ist eines der effizientesten Enzyme, die man bisher charakterisiert hat.

* * *

Beispiele für die Verwendung von Wasserstoffperoxid Lösung 3%

- Die Lösung eignet sich zur Desinfektion und Reinigung von Oberflächen.
- Einfach auf einen Lappen geben und damit Kühlschrank, Arbeitsplatte oder Toilette abwischen.
- Bakterien werden weitestgehend bei sachgemäßer Anwendung abgetötet.
- Danach mit ausreichend klarem Wasser nachwischen.
- Die zu behandelnden Oberflächen vor Gebrauch auf Farbechtheit prüfen, da die Lösung bleichend wirkt.
- Auch als Fleckenentferner ist Wasserstoffperoxid bewährt.

- Aufgrund seiner bleichenden Wirkung kann es bei Gras-, Blut- oder Schweißflecken effektiv bei der Entfernung helfen.
- Einfach die Lösung direkt auf den Fleck geben und nach zehn Minuten mit kaltem, klarem Wasser auswaschen und danach noch einmal in die Waschmaschine geben.
- Auch hier gilt erst auf Farbechtheit prüfen.
- Ebenfalls kann es als Besteck Politur verwendet werden.
- Das Edelstahl- oder Silberbesteck einfach ca. 5 Minuten einwirken lassen und danach mit einem Tuch nachpolieren.
- Selbst Schimmel ist vor der Substanz nicht gefeit.
- Einfach das Hausmittel auf ein Tuch geben und damit zum Beispiel Dichtungen reinigen.
- Danach ebenfalls mit klarem Wasser nachspülen.

Dies sind nur ein paar der möglichen Anwendungsgebiete, es handelt sich also um ein sehr vielfältig nutzbares Mittel, das in keinem Haushalt fehlen sollte.

Wirkstoff: Wasserstoffperoxid.
Zusammensetzung:
100 ml enthalten: Wirkstoff: 3 g Wasserstoffperoxid
Sonstige Bestandteile: Gereinigtes Wasser, Phosphorsäure.

* * *

Kann man mit Wasserstoffperoxid die Toilette reinigen?

Beispiele für die Verwendung von Wasserstoffperoxid Lösung 3%:

-   Die Lösung eignet sich zur Desinfektion und
    Reinigung von Oberflächen.
-   Einfach auf einen Lappen geben und damit
    Kühlschrank, Arbeitsplatte oder Toilette abwischen.
    Bakterien werden weitestgehend bei sachgemäßer
    Anwendung abgetötet.

* * *

Welchen Zweck erfüllt Wasserstoffperoxid im Körper?

Um sich zu schützen , produziert der Körper **Katalase**, das Enzym, das Wasserstoffperoxid zersetzt, bevor es Hydroxylradikale bilden kann.
Tatsächlich ist die Bildung von Wasserstoffperoxid in Zellen ein Versuch des Körpers, sich vor einer noch gefährlicheren Substanz, Superoxid, zu schützen. Sauerstoff ist ein zweischneidiges Schwert.

* * *

Ist Wasserstoffperoxid 3% schädlich für die Haut?

Wasserstoffperoxid ab 3 % **wirkt stark ätzend, besonders als Dampf.**
Falls man Wasserstoffperoxid auf die Haut bekommt, sollte man die Stelle mit Wasser **gut spülen** (Verdünnung) oder das Wasserstoffperoxid zumindest sofort von der Haut entfernen.

* * *

Wasserstoffperoxid H2O2 und Vitamin C wirksam gegen Corona-Viren

Quelle:
https://tkp.at/2021/11/09/wasserstoffperoxid-h2o2-und-vitamin-c-wirksam-gegen-corona-viren/

Von Herrn Dr. Peter F. Mayer

In den Kommentaren wird immer wieder Wasserstoffperoxid (H2O2) als potentes antivirales Mittel erwähnt und zwar in der 3%igen wässrigen Lösung.
Das war für mich Grund genug der Sache einmal nachzugehen, denn es ist tatsächlich ein seit jeher bekanntes hochwirksames Desinfektionsmittel.

In kurzer Blick ins Lehrbuch der Biochemie zeigt uns, dass es im Körper bei vielen Prozessen vorkommt.

So zum Beispiel bei der Biosynthese von Vitamin C in Säugetieren.
Dabei wird das Lacton der Gulonsäure durch ein Flavoprotein zu Ascorbinsäure (also Vitamin C) dehydriert, wobei H2O2 entsteht.

Den Menschen (und einer Reihe von Affenarten) fehlt das Gulo-Gen, weshalb wir kein Vitamin C selbst synthetisieren können, sondern es mit der Nahrung aufnehmen müssen.

Aber zurück zu Wasserstoffperoxid. Zum Beispiel finden wir in PubMed aus dem Jahr 1977 **(1)** bereits folgende Zusammenfassung:

Link zu (1) :
https://pubmed.ncbi.nlm.nih.gov/203115/

„Die Wirkung von H2O2 auf die Adenovirus-Typen 3 und 6, das Adenoassoziierte Virus Typ 4, die Rhinoviren 1A, 1B und Typ 7, die Myxoviren, das Influenza A und B, das Respiratorische Synzytialvirus, Stamm Long, und den Coronavirus-Stamm 229E wurde in vitro untersucht, wobei unterschiedliche H2O2-Konzentrationen und Expositionszeiten verwendet wurden.
H2O2 in einer Konzentration von 3 % inaktivierte alle untersuchten Viren innerhalb von 1-30 Minuten.

Coronaviren und Influenzaviren erwiesen sich als besonders empfindlich. … **H2O2 ist ein geeignetes Mittel zur Virusinaktivierung.“**

In den Kommentaren finden sich eine Reihe von Literaturhinweisen wie H2O2 wirkt, hier ist einer davon.
(2)

Link zu (2):
http://www.foodgrade-hydrogenperoxide.com/sitebuilder-content/sitebuilderfiles/TheTruthAboutFGHP.pdf

* * *

Die verschiedenen Wirkungen von Vitamin C

Eine in Barcelona durchgeführte und im August 2020 in Critical Care BioMedCentral (BMC) veröffentlichte Studie **(1)** berichtet von der Messung der Vitamin C Spiegel bei Patienten.

Bei schwerkranken Corona-Patienten fand sich in 94,4%
der Fälle ….. nichts. Gar nichts.

Link zu (1)
https://ccforum.biomedcentral.com/articles/10.1186/
s13054-020-03249-y
Original in englisch!!

Was sollte man aber tun?

Natürlich Vitamin C hochdosiert als Infusion verab-
reichen. Zum Einsatz von Vitamin C als Infusion ist zB in
PubMed eine Studie erschienen **(2)** . Oder hier ein
Editorial mit dem Titel „The Emerging Role of Vitamin C
in the Prevention and Treatment of COVID-19" über
mehrere Studien erschienen in Nutrient **(3)** , und auch
im Covid Study Register von Cochrane **(4)** findet sich
einiges.

Vitamin C darf auch in keinem Protokoll zur Prophylaxe
oder Behandlung fehlen, wie hier bei dem der FLCCC.
(5)

**Vitamin C geriet in die Schlagzeilen als es der
zweifache Nobelpreisträger und Chemiker Linus
Pauling hochdosiert für die Behandlung von Krebs
vorgeschlagen hat.**
In Studien bewies er gemeinsam mit Ewan Cameron die
Wirksamkeit gegen Krebs.
Das wurde in Untersuchungen überprüft, die von
Creagan und Moertel an der Mayo-Clinic durchgeführt
wurden.
Es zeigte sich jedoch kein Vorteil der Gabe von hoch
dosiertem Vitamin C gegenüber der Gabe von Placebo.

Die Studie wurde jedoch **fehlerhaft durchgeführt**, das Vitamin C wurde oral gegeben, statt als Infusion.
Solche fehlerhaften Studien von Medizinern kennen wir übrigens auch bei Vitamin D oder Ivermectin, wenn jeweils die Unwirksamkeit fälschlich behauptet wird.
Auch heute noch gibt es **fundamentales Unverständnis** über die Wirkung von Vitamin C, wie in dieser Studie von Medizinern der Eastern Virginia Medical School in Norfolk, die hier schreiben (6):
„Viele der falschen Vorstellungen über Vitamin C wurden vom zweifachen Nobelpreisträger Linus Pauling verbreitet."

Vitamin C und Wasserstoffperoxid

Professor Dr. Burkhard Kleuser, der von 1984 bis 1988 Chemie und Lebensmittelchemie sowie von 1990 bis 1994 Biochemie studierte, also ein Naturwissenschaftler, erklärt in einem längeren Artikel in der Pharmazeutischen Zeitung (7) die Wirkungsweise bei den von Liunus Pauling beschriebenen Studien:
„… gezeigt werden, dass die orale Gabe der höchst verträglichen Dosis von 3 g alle vier Stunden zu einer maximalen Plasmakonzentration von 0,22 mmol/l führt. Hingegen wurden maximale Plasmakonzentrationen von mehr als 13 mmol/l erreicht, wenn die Vitamin-C-Dosis intravenös appliziert wurde.

Ähnliche Ergebnisse findet man auch bei Tumorpatienten."

Wir kommen nun wieder zu Wasserstoffperoxid:

„In hohen millimolaren Konzentrationen, die nur durch
 intravenöse Applikation erreicht werden können, wirkt
Vitamin C als Prooxidans und führt zur Bildung von
Wasserstoffperoxid, das in der Lage ist, **Tumorzellen zu
schädigen.“**
In niedrigerer Konzentration wirkt Vitamin C als starkes
Antioxidans, in hoher als Pro-Oxidans.

Wir sehen wieder einmal, dass die Dosis das Gift macht.
„Solange das Vitamin C im Blut zirkuliert, wird nur wenig
Wasserstoffperoxid produziert. … Erst wenn Vitamin C
aus der Blutbahn ins Interstitium [Bindegewebe] übertritt,
kommt es zu einer intensiven Bildung von
Wasserstoffperoxid, welches dann als zytotoxisches
Molekül selektiv Tumorzellen schädigen kann… .

Die Wirkung scheint spezifisch bei Tumorzellen zu sein,
weil diese im Gegensatz zu gesunden Zellen häufig
keine oder nur geringe Aktivitäten von antioxidativen
Enzymen wie Katalase, Glutathionperoxidase und
Superoxiddismutase aufweisen, die in der Lage wären,
Wasserstoffperoxid zu entgiften.“

Der Molekular-Mediziner und Buchautor Dr. Ulrich Strunz
beschreibt in seinem Blog **(8)** über Krebsbehandlung
und die Erfahrungen einer Patientin mit Onkologen:
„Und die bekommt gesagt von ihren Onkologen: Bitte
keine Vitamin C-Infusion.
Diese „störe“ die chemotherapeutische Behandlung.“

Und weiter:

„Lassen Sie uns kurz das Hirn einschalten und vernünftig werden:

- Vitamin C hat eine Halbwertszeit im Blut von 2,9 Stunden.
- Wenn Sie also heute Vitamin C-Infusionen bekommen, morgen die Chemotherapie, das Ganze also zeitversetzt, dann merkt die Chemotherapie von dem Vitamin C gar nichts mehr.
- So etwas nennt man schlichte Naturwissenschaft. Ich betone das Wort „**schlicht!**".
- Viel wichtiger die folgende Überlegung:
  Wie wirkt Chemotherapie?
  Dieses Gift erzeugt in jeder Körperzelle massiv freie Radikale. Und hoffentlich in der Krebszelle, die eine höhere Stoffwechselrate hat, mehr freie Radikale als in den gesunden Zellen.
  Einverstanden.
- Freie Radikale in dieser Konzentration zerstören, töten Zellen.
- **Beide**: Krebszellen und gesunde Zellen.
  Hoffentlich ist der Krebs früher gestorben als der Patient. Ich meine das ganz anständig und respektvoll. Habe ja selbst oft genug solche Infusionen angehängt …
- Wie wirken Vitamin C-Infusionen? Vitamin C in dieser hohen Dosis (und nur dann) erzeugt massiv H_2O_2, also Wasserstoffperoxid, ein starkes Zellgift, ein freies Radikal in jeder Zelle.
- Nur: Gesunde Zellen besitzen noch das Enzym Katalase.

Und das baut blitzschnell dieses H_2O_2, diese freien Radikale ab.

- Die arme Krebszelle ist benachteiligt: Hat keine Katalase mehr, ist dem Gift schutzlos ausgeliefert. Stirbt. "

Spannend. Vitamin C wirkt einerseits als Antioxidans, fängt freie Radikale weg, und andererseits als Pro-Oxidans, produziert im Körper H2O2, das in der Lage ist, Tumorzellen zu oxidieren und damit auszuschalten. Anzunehmen ist, dass Vitamin C auch bei viralen Infektionen auf mehrfache Weise wirken kann, insbesondere wenn es hochdosiert als Infusion verabreicht wird.

Wenn von Viren befallene Zellen ebenso wir Tumorzellen keine Katalase haben, dann werden sie samt den Viren von H2O2 gekillt. Umgekehrt wirkt Vitamin C als starkes Antioxidans der durch den Zytokinsturm ausgelöste Entzündung entgegen, fängt die freien Radikale ein und reguliert das Immunsystem.

Vitamin C hat aber noch eine ganze Reihe von anderen Wirkungswegen.

Zum Beispiel die Modulation des Hypoxie-Induzierten Faktors HIF. I

n Tumorzellen unterstützt er die Energieversorgung durch Glucose und das Wachstum von Blutgefäßen im Tumor.

Vitamin C unterdrückt HIF und bremst damit das Tumorwachstum.

Vitamin C ist auch Cofaktor der »Ten-Eleven-Translocation« (TET)- Dioxygenasen, die eine Rolle bei der Entstehung von Leukämien spielen, die durch hoch dosiertes Vitamin C komplett unterbunden werden kann.

Mehr auch dazu in dem spannenden Artikel von Prof. Kleuser.

Leider ist Wissen über die Biochemie bei Medizinern nicht sehr weit verbreitet, wie könnte sonst so ein Unsinn produziert werden, dass das Immunsystem sogar schadet bei Corona-Infektionen und Covid und man es daher mit Cortison niederhalten (9) müsse.

Link zu (2)
https://pubmed.ncbi.nlm.nih.gov/33420963/
Das Original ist in englisch!

Link zu (3)
https://www.mdpi.com/2072-6643/12/11/3286/pdf
Die Seite ist in englisch, kann als PDF herunter geladen werden.

Link zu (4)
https://www.cochranelibrary.com/
Die Seite ist in englisch

Link zu (5)
https://tkp.at/2020/12/14/empfehlungen-zu-corona-prophylaxe-und-wirkungsvoller-behandlung-von-top-medizinern/

Link zu (6)
https://www.tandfonline.com/doi/full/
10.1080/14787210.2020.1706483
Das Original ist in englisch.

Link zu (7)
https://www.pharmazeutische-zeitung.de/klassiker-im-neuen-licht/

Klassiker im neuen Licht

Neue Erkenntnisse zeigen, dass hoch dosiertes Vitamin C prooxidative Wirkungen entfaltet und epigenetische Prozesse beeinflusst.
Dies könnte bei der Behandlung von Krebserkrankungen eine wichtige Rolle spielen.
Nur ist es mit dem Verzehr von frischem Obst nicht getan: Eine intravenöse Gabe erscheint notwendig.

Den ganzen Bericht lesen Sie unter o.g. Link!

Link zu (8)
https://www.drstrunz.de/aktuelles/2021/11/20211108
_Vitamin_C_stoert_Chemotherapie.php

* * *

Vitamin C stört Chemotherapie

Schau schau. Na sowas. Ei gucke da.
Diesen Satz zitiert mir soeben eine Patientin, zum dritten Mal (noch einmal: zum dritten Mal) in der Klinik wegen Krebs.
Also zwei-maliges Rezidiv. Jetzt bleibt nur noch Chemotherapie.

Und die bekommt gesagt von ihren Onkologen:
Bitte keine Vitamin C-Infusion.
Diese „**störe**" die chemotherapeutische Behandlung.
Die gleichen Onkologen, befragt zum Thema Vitamine und deren Sinn und Unsinn, würden beschwören, dass Vitamine einschließlich Vitamin C schlichter Unfug seien.
Würden gegen Krebs nicht helfen.

Den gesamten Bericht lesen Sie unter o.g. Link!!

* * *

**Empfehlungen zu Corona Prophylaxe und
wirkungsvoller Behandlung von Top-Medizinern**

Die einseitige Konzentration auf Maßnahmen wie Testen,
Einsperren oder Masken von Politik und solchen
Experten, die noch nie mit Patienten zu tun hatten, hat
immensen Schaden angerichtet.
Über Prophylaxe, die viele Erkrankungen und Todesfälle
verhindern hätte können, wurde zumindest von offizieller
Seite nie geredet, obwohl sie wirkungsvoller und weit
billiger ist.
**Dabei ist effiziente Vorbeugung gegen Infektions-
krankheiten absolut kein Geheimnis, allerdings nicht
im Interesse der Pharma Branche.**

Viele Menschen praktizieren ohnehin längst vernünftige
Prophylaxe, weil sie entweder einen erfahrenen Hausarzt
haben oder sich selbst informieren.
So schwierig ist das auch nicht mehr.
Manche Ärzte und Ärztegruppen haben Empfehlungen
veröffentlicht, wie etwa die Front Line COVID-19 Critical
Care Alliance die auf breiter Erfahrung aufbaut. Ihre
Empfehlungen spiegeln klassisches Wissen über
Vorbeugung gegen und Bekämpfung von
Infektionskrankheiten wieder.

Die Front Line COVID-19 Critical Care Alliance (FLCCC)
(1) wurde ursprünglich als Arbeitsgruppe unter den
„Notfall"-Bedingungen der frühen COVID-19-Pandemie
gegründet.

Als Reaktion auf mehrere frühe Berichte über unerklärlich hohen Bedarf an verlängerter mechanischer Beatmung und einer überhöhten Sterblichkeit in Verbindung mit den vorherrschenden Pflege-Empfehlungen wurden eigene, wirksamere Protokolle entwickelt.

Mit den sich rasch ansammelnden klinischen Erfahrungen und Untersuchungen zur Pathophysiologie von COVID-19-Patienten würde schon im März 2020 das MATH+ Krankenhausbehandlungsprotokoll entwickelt.

Später kam dann das I-MASK+ Protokoll zur Prophylaxe und Heimbehandlung von Erkrankungen im Frühstadium hinzu.

Link zu (1)
https://imahealth.org/   Das Original ist in englisch.

* * *

Prophylaxe und Frühbehandlung

Die Prophylaxe ist ziemlich klassisch aufgebaut und auch auf Deutsch nachlesbar.

Empfohlen werden täglich
- Vitamin D3 (1.000 – 3.000 IE/Tag),
- Vitamin C (1.000 mg 2 bis 3 mal täglich),
- Quercetin (250 mg/Tag),
- Zink (50 mg/Tag) sowie
- 6 mg Melatonin vor dem Schlafengehen

Das ist eine ohnehin vernünftige Prophylaxe für jeden Winter gegen alle Arten von Infektionen.
Für Hochrisikopatienten und als Prophylaxe nach einem

Kontakt mit Covid-19 wird die Einnahme von Ivermectin mit einer Dosierung von 0,2 mg/kg am 1. und 3 Tag und danach über 10 Wochen eine Dosis wöchentlich und dann alle 2 Wochen eine weitere Dosis empfohlen.
Vitamin D ist nötig für das Funktionieren des Immunsystems und im Winter haben so ziemlich alle

Menschen in unseren Breiten eine Mangel.
Vitamin C hat vielfältige Funktionen im Körper und für das Immunsystem.
Quercetin fördert die Aufnahme von Zink in die Zellen und wirkt antiviral.
Zink verhindert die Reproduktion von Viren in den menschlichen Zellen.

Für ein frühes ambulantes Protokoll – wichtig ist es frühzeitig mit der Behandlung zu beginnen – enthält die gleichen Wirkstoffe und Ivermectin, sowie zusätzlich Aspirin.

- Ivermectin (0,2 mg/kg eine Dosis am 1. und 3. Tag)
- Vitamin D3 (4.000 IE/Tag)
- Vitamin C (2.000 mg 2–3 mal täglich)
- Quercetin (250 mg zweimal täglich)
- Zink (100 mg/Tag)
- Melatonin (10 mg vor dem Schlafengehen)
- Aspirin (325 mg/Tag sofern nicht kontraindiziert)

Silberweidenrinde:

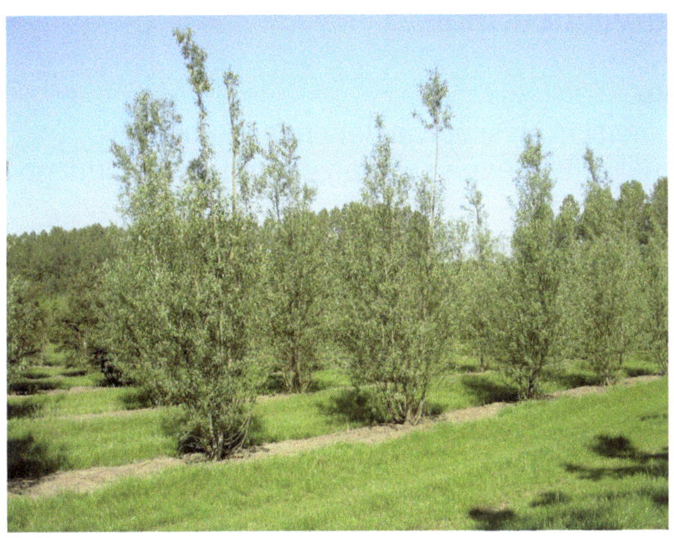

Die Silberweide (Salix Alba) Baum des Jahres 1999

Bilderquelle:
https://www.vdberk.de/baume/salix-alba/

Verwendung
Die biegsamen Weidenäste wurden früher häufig als Flechtmaterial verwendet.
Das Holz ist wenig begehrt, findet aber als Brennholz und in der Papierindustrie Verwendung.
Die Rinde der Weide enthält das schmerzlindernde und fiebersenkende Salicin, weshalb es in der Heilkunde verwendet wurde.

* * *

Verwendung und Inhaltsstoffe der Silberweidenrinde

Quelle:
https://legitim.ch/silberweidenrinde-ein-uraltes-
naturheilmittel-gegen-schmerzen-und-entzuendungen/

Ein uraltes Naturheilmittel gegen Schmerzen und
Entzündungen.

Weiße Weidenrinde wird seit Jahrtausenden verwendet.
Schon die alten Zivilisationen, wie die Sumerer, Ägypter
und amerikanischen Ureinwohner nutzten sie zur
Schmerzlinderung, Entzündungshemmung und
Fiebersenkung. Ihr Wirkstoff, das Salicin, stand am
Beginn der Entwicklung des modernen Aspirins.

Die weiße Weidenrinde ist reich an:
-        Salicin,
-        Flavonoiden,
-        Tanninen und
-        Polyphenolen.

Sie wirkt:
-        entzündungshemmend,
-        schmerzlindernd und
-        antioxidativ,

was sie zu einem wirksamen Mittel zur
-        Schmerzlinderung,
-        Verringerung von Entzündungen und
-        Bekämpfung von oxidativem Stress
-        Behandlung von Kopfschmerzen

-     Gelenkschmerzen,
-     Menstruationsbeschwerden und
-     Fieber macht.

Aber auch in der Hautpflege wird sie gerne wegen ihrer adstringierenden Eingenschaften verwendet.

In der Traditionellen Chinesischen Medizin ist sie ein Grundnahrungsmittel.

In Europa wurde wurde die Silberweidenrinde im 18. Jahrhundert durch Edward Stone wieder entdeckt. Dies führte zu einer verbreiteten Verwendung und schlussendlich zur Entwicklung von Aspirin.

WICHTIG:
-     Patienten, die blutverdünnende Medikamente einnehmen, oder auf Aspirin empfindlich reagieren, sollten vor Einnahme von Silberweidenrinden-Produkten mit ihrem Arzt sprechen!
-     Bei bekannter Überempfindlichkeit gegen Salicylate (Salze der Salicylsäure),
-     gegen andere Entzündungshemmer/Anti-rheumatika oder
-     bei Neigung zu Allergien, bei Asthma bronchiale sowie spastischen Bronchitiden.

Nebenwirkungen - häufige Nebenwirkungen sind:
-     Magenverstimmungen,
-     erhöhter Blutdruck .

Weidenrindenextrakt und Ingwer zur Behandlung

akuter Schmerzen bei geriatrischen Patienten

Die entsprechende PDF – Datei der Uniklinik Freiburg kann ich Ihnen auf Wunsch zusenden.
Mail-Adresse: traude-schubert@gmx.de

* * *

In Apotheken oder Online-Shops, erhalten Sie Silberweidenrinde als Kapseln oder als Tee.

* * *

Rezepte mit weißer Weidenrinde

Die weiße Weidenrinde wird zwar in erster Linie als Heilpflanze verwendet, kann aber auch in Rezepten für ein natürliches Wohlbefinden eingesetzt werden.

Hier sind ein paar kreative Ideen:

Tee aus Weidenrinde und Ingwer
Eine wohltuende Mischung aus weißer Weidenrinde, frischem Ingwer und Honig zur Linderung von Schmerzen und Entzündungen.

Entzündungshemmender Smoothie
Kombinieren Sie Pulver aus weißer Weidenrinde mit Kurkuma, Ananas und Kokosnusswasser zu einem erfrischenden, gesundheitsfördernden Getränk.

Kräutertinktur zur Schmerzlinderung
Mischen Sie die weiße Weidenrinde mit Baldrianwurzel

und Kamille in einer alkoholischen Lösung für ein wirksames Naturheilmittel.

Öl mit Weidenrinde
Lassen Sie weiße Weidenrinde in Olivenöl ziehen, um ein Öl zur Massage von schmerzenden Muskeln und Gelenken herzustellen.

Entgiftende Weidenrindenbrühe
Kochen Sie weiße Weidenrinde mit Gemüse und Kräutern, um eine nährende, entzündungshemmende Brühe herzustellen.

ZUNDERSCHWAMM

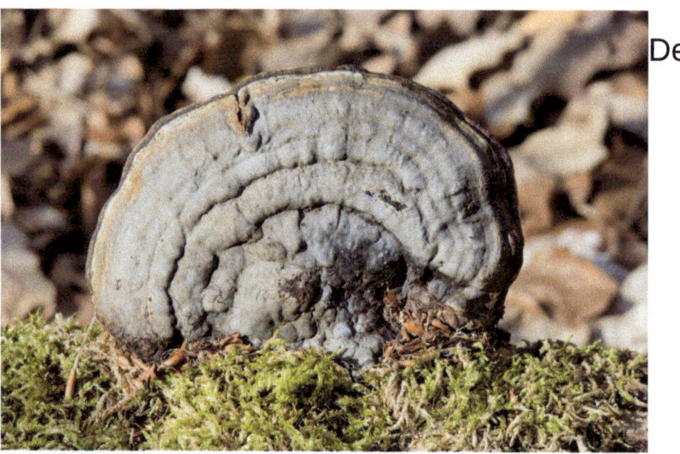

Der Zunderschwamm ist eine Pilzart aus der Familie der Stielporlingsverwandten.
Er befällt geschwächte Laubbäume, vor allem Buchen und Birken, und bildet an den Stämmen dicke, invers konsolenförmige Fruchtkörper.
Die mehrjährigen Gebilde können im Durchmesser bis zu 30 cm erreichen.
Quelle: online, ohne Quellenangaben

Wie wird der Zunderschwamm noch genannt?
Dort wächst er hauptsächlich an Laubbäumen, wie Buchen und Birken, sowie an Baumstümpfe.
Der Zunderschwamm ist auch unter den Namen „**Fomes fomentarius**", „**Polyporus fomentarius**", „**Echter Zunderschwamm**" und „**Tsuriganetake**".

Seine Nutzung reicht bereits etwa 10.000 Jahre zurück.

Früher fand der Zunderschwamm eine vielfältige Verwendung:

Aus der Trama wurden neben dem Zunder
-       zum feuerentfachen
-       auch blutstillende und desinfizierende
        Wundauflagen
-       sowie stärkende Teepulver
-       und sogar Hüte und Handtaschen hergestellt.
-       für Schnaps

Erklärung zu Trama:
Die Trama (lat. trāma ‚Kettfaden', ‚Gewebe',
‚Spinnennetz') ist das **Fleisch (Plektenchym) des Fruchtkörpers von Pilzen, also Hut und Stiel, aber nicht das Myzel**.
Es wird teilweise auch zwischen Stiel- und Huttrama unterschieden. Der Name bezieht sich auf die netzartige Struktur des Pilzfleisches.

* * *

Zunderschwamm zählt zu den Vitalpilzen

Vitalpilzen werden eine Reihe von gesundheitlichen Vorteilen zugeschrieben, darunter die:
-       Stärkung des Immunsystems,
-       Entzündungshemmend
-       Leistungssteigerung
-       und Unterstützung der Herzgesundheit.
Die genaue Wirkung kann je nach Pilzart variieren.

* * *

Inhaltsstoffe des Zunderschwamms

Der Zunderschwamm verfügt über einen sehr hohen Anteil an pilztypischen **Beta-Glucanen** und liefert auch zahlreiche gesundheitsrelevante **Mikronährstoffe**.
Dazu gehören:
-        Mineralien und Spurenelemente wie Kalium, Eisen, Kupfer und Selen,
-        sowie Vitamine B5, B3, B2
-        und Ergocalciferol (eine Vorstufe von Vitamin D).

Zusätzlich enthält der Zunderpilz auch
-        Antioxidantien
-        und Radikalfänger, wie Sterole und Terpene.

Der Zunderschwamm war Pilz der Jahres 1995.

* * *

Wobei hilft Zunderschwamm dem Körper?

Zunderschwamm ist **antibakteriell** und **antiviral**.
-        Er ist hilfreich bei Blasenentzündungen.
-        Hemmt Krebszellen am Wachstum (Magenkrebs, Darmkrebs, Gebärmutterkrebs)
-        und hilft bei Menstruationsbeschwerden.

Wie wird der Zunderschwamm verwendet?

1. Als Anfeuerungsmaterial

Am einfachsten ist es, den Zunderschwamm zu halbieren, eine dünne Scheibe vom Mittelstück abzuschneiden und die Poren- sowie Randschicht zu entfernen.

Dann wird das Hutfleisch abwechselnd in verschiedene Richtungen auseinandergezogen, bis es wattig dünn ist. Nun ist der Zunder fertig!

2. Räuchern mit Zunderschwamm

Zunderschwamm, oder besser gesagt der Trama, eignen sich auch sehr gut zum Räuchern von Essbarem.
Z.B. Tofu oder ähnliches, das nicht so lange geräuchert werden muss.

3. Mit Zunder gegen Fliegen

Dem Namen entsprechend wird der Zunderschwamm angezündet. Der Zunderschwamm wird im Anschluss glimmen, sodass ein leicht herb riechender Qualm entsteht.
Dieser Qualm vertreibt erfolgreich Mücken.
So bietet es sich an in 2-3 Ecken, also um euren Sitzplatz herum, jeweils ein Stück zum Glimmen zu bringen.
Der Zunderpilz wird rückstandslos verglimmen, sodass ihr im Nachgang nur noch ein wenig Asche über habt.

4. Als Hautpflege

Eine Creme mit Zunderschwamm bietet Pflege und Schutz für die Haut an jedem Tag und die ganze Familie.
 Die Vitalpilz-Creme aus Bio-Zunderschwamm mit Glucaneo wirkt schützend vor umweltbedingten äußeren Einflüssen, ist reich an Antioxidantien und beugt Photoaging vor.

5. Für die Gesundheit

Zunderschwamm wird traditionell in der Volksheilkunde verwendet.

Zum Beispiel war er häufig Zutat bei Magenbitter-Spirituosen oder wurde als Tee getrunken.
Zunderschwamm ist relativ geschmacksneutral und riecht leicht erdig/holzig.

Warnhinweis
-       Kinder und schwangere Frauen sollten vor der Einnahme von Zunderschwamm einen Arzt oder Apotheker konsultieren.
-       Das Produkt nicht vor dem Schlafengehen einnehmen.

* * *

Anwendungen

6.1. Als Pulver:
Der Zunderpilz enthält -
-       Antioxidantien
-       und Radikalfänger, wie Sterole und Terpene.

Anwendungsempfehlung:
Ein- bis zweimal am Tag einen gehäuften Teelöffel Pulver nach den Mahlzeiten in Vitamin C-haltigen Saft einrühren.

6.2. Als Tee - Zubereitung: Geben Sie 1 bis 2 Gramm Zunderschwammstreifen in einen Topf mit 400 ml Wasser geben und 20 Minuten kochen lassen.

GRENZEN ZIEHEN - GRENZEN RESPEKTIEREN

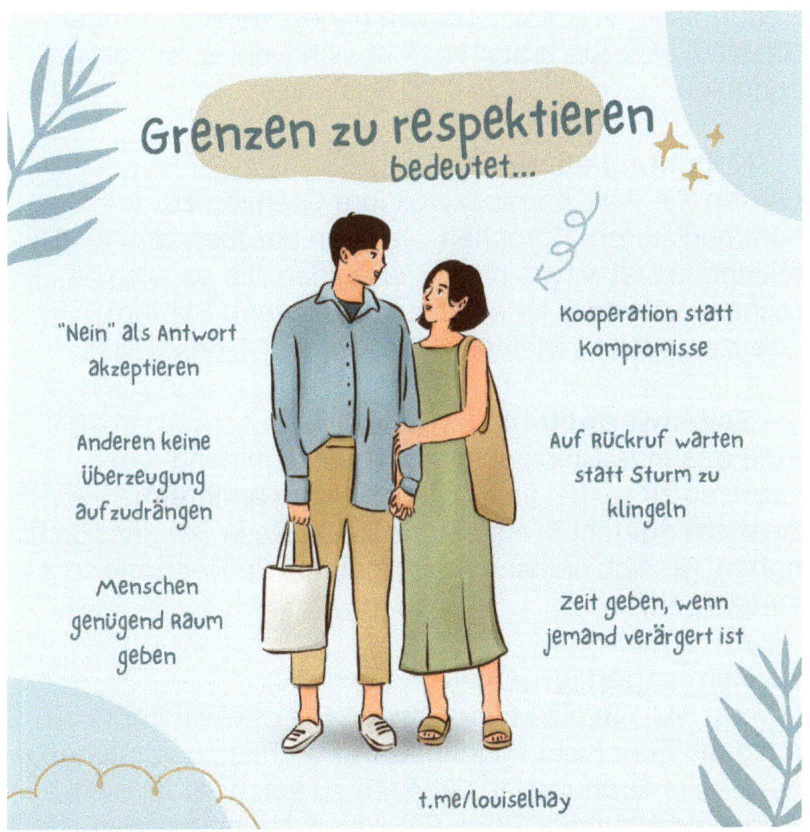

Das Respektieren von Grenzen ist ein entscheidender Aspekt des persönlichen Wachstums & der zwischenmenschlichen Beziehungen.
Hier ist eine Anleitung, wie man lernt, Grenzen zu respektieren:

Selbstreflexion:
Der erste Schritt besteht darin, sich bewusst zu werden,
welche Grenzen man hat & warum sie wichtig sind.
Nehmen Sie sich Zeit, um über Ihre persönlichen
Bedürfnisse, Werte & Grenzen nachzudenken. Fragen
Sie sich, was Sie brauchen, um sich wohl & respektiert
zu fühlen.

Kommunikation:
Lernen Sie, klar & respektvoll Ihre Grenzen zu
kommunizieren. Sprechen Sie offen darüber, was für Sie
akzeptabel ist & was nicht. Vermeiden Sie es, sich zu
rechtfertigen oder zu entschuldigen, wenn Sie Ihre
Grenzen setzen. Bleiben Sie dabei fest & beharrlich.

Selbstwertgefühl stärken:
Eine gesunde Selbstachtung ist entscheidend, um
Grenzen zu respektieren. Arbeiten Sie an Ihrem
Selbstwertgefühl & erkennen Sie an, dass Sie das Recht
haben, für sich selbst einzustehen & Ihre Bedürfnisse zu
verteidigen.

Nein sagen lernen:
Lernen Sie, Nein zu sagen, wenn Sie etwas nicht
möchten oder nicht können. Es ist wichtig zu verstehen,
dass es in Ordnung ist, Grenzen zu setzen & für sich
selbst einzustehen. Üben Sie, klar & bestimmt Nein zu
sagen, ohne sich schuldig zu fühlen.

Grenzen respektieren:
Behandeln Sie die Grenzen anderer mit Respekt.
Akzeptieren Sie, dass jeder das Recht hat, seine eigenen
Grenzen zu haben, & respektieren Sie diese ohne Urteil
oder Kritik.

Selbstfürsorge praktizieren:

Machen Sie Selbstfürsorge zu einem festen Bestandteil Ihres Lebens. Nehmen Sie sich Zeit für sich selbst, um sich zu entspannen, sich zu regenerieren & Ihre Grenzen zu überdenken, wenn nötig.

Achtsamkeit kultivieren:

Praktizieren Sie Achtsamkeit, um sich Ihrer eigenen Bedürfnisse & Grenzen bewusst zu sein. Nehmen Sie sich regelmäßig Zeit, um in sich hinein zu hören & zu erkennen, was Sie brauchen, um sich wohl & respektiert zu fühlen.

(Gefunden bei Haymetic)

Bilderquellen

https://www.piqsels.com/de/search?q=zistrose+

https://www.piqsels.com/de/public-domain-photo-fjrdf

Huaeir-Pilz
https://tkp.at/2024/12/18/tcm-medikament-huaier-pilz-
laut-studien-hochwirksam-gegen-krebs-und-
impfschaeden/

Chaga Pilz   piqsels.com

Buch PILZE
https://buchshop.bod.de/pilze-contra-krebs-und-anderen-
erkrankungen-traude-schubert-9783769388862

Wilde Karde
https://www.piqsels.com/de/public-domain-photo-jmsxx

Indianernessel – Monarda
https://www.piqsels.com/de/public-domain-photo-jxldg

Silberweide
https://www.vdberk.de/baume/salix-alba/

Tasmanischer Honig
https://www.breitsamer.de/produkt/tasmanischer-
leatherwood-honig-cremig-350g/

4 Protokolle   flccc.net

Silberweide
https://www.vdberk.de/baume/salix-alba/

Grenzen ziehen – gefunden bei Haymetic

Phalicea
https://pixabay.com/de/photos/bienenweide-herbst-
landschaft-feld-1007661/

Cissus
https://evi-gampl.de/produkt/asthisamharaka-cissus-
quqdrangularis/

Arginin – Wikipedia

Honig
https://www.piqsels.com/de/public-domain-photo-sipqc

Chakren
https://www.piqsels.com/de/public-domain-photo-jmwyk

Ayurveda
https://www.piqsels.com/de/public-domain-photo-jtfkb

Zistrose
https://www.piqsels.com/de/public-domain-photo-flhmn

Grüne Mamba
https://www.piqsels.com/de/public-domain-photo-zhabi

Sumach
https://www.piqsels.com/de/public-domain-photo-zldjh

Wasserstoffperoxid
https://www.piqsels.com/de/public-domain-photo-ojxou/

Zunderschwamm
https://www.piqsels.com/de/public-domain-photo-jxxkg/

Zistrose - Cistus
https://www.piqsels.com/de/public-domain-photo-fxfwo

Rutin
https://www.piqsels.com/de/public-domain-photo-obyuw/

Honigbienen
https://www.piqsels.com/de/public-domain-photo-frila

Quellennachweise:

https://www.heilpraxisnet.de/heilpflanzen/karde-wirkung-und-verwendung/

Wikipedia

https://www.spektrum.de/news/nobelpreis-fuer-medizin-1998/341586

https://buchshop.bod.de/pilze-contra-krebs-und-anderen-erkrankungen-traude-schubert-9783769388862

https://tkp.at/2024/04/20/krebs-nach-impfung-am-vormarsch-was-dagegen-hilft/

https://tkp.at/2021/02/13/deutsche-krebsforscher-vitamin-d-schuetzt-vor-krebs-und-uebrigens-auch-vor-covid/

https://tkp.at/2023/05/30/japanische-studie-zeigt-wie-huaier-pilz-krebs-bekaempft-und-schaedliche-impf-spike-aus-dem-koerper-entfernt/

https://tkp.at/2022/10/05/studie-c19-impfungen-fuehren-zu-vorzeitiger-zell-alterung-und-foerdern-krebserkrankung-video-mit-florian-schilling/

https://tkp.at/2023/05/30/japanische-studie-zeigt-wie-huaier-pilz-krebs-bekaempft-und-schaedliche-impf-spike-aus-dem-koerper-entfernt/

https://journals.plos.org/plosone/article?id=10.1371/journal.pone.0004592

https://pmc.ncbi.nlm.nih.gov/articles/PMC4946216/

https://www.lokalkompass.de/duisburg/c-natur-garten/
cissus-ein-geniestreich-der-heilenden-natur_a581042
Autor: Helmut Achterath

https://www.shop-apotheke.com

Das Magazin für Tierfreunde/pfoten

https://www.aroma-delikatessen.de/blog-griechischer-
honig-besser-als-manuka-honig

https://olivenzauber.de/collections/kretischer-honig-
tradition-geschmack-natur

https://www.researchgate.net/publication/
23803275_Honey_for_Nutrition_and_Health_A_Review

https://www.researchgate.net/publication/
236684213_Antibacterial_potential_of_honey_from_differ
ent_origins_a_comparsion_with_Manuka_honey

https://www.breitsamer.de/produkt/tasmanischer-
leatherwood-honig-cremig-350g/

https://www.teaworld.de/leatherwood-honig-aus-
tasmanien-500g

https://www.heilpraxisnet.de/heilpflanzen/karde-wirkung-
und-verwendung/#Inhaltsstoffe_und_Wirkung

(https://t.me/GesundUndGut)

https://www.gesundheit.de/medizin/naturheilmittel
/schlangengift-id215255/

https://www.gesundheit.de/medizin/naturheilmittel/
schlangengift-id215255/

https://tkp.at/2021/11/09/wasserstoffperoxid-h2o2-und-
vitamin-c-wirksam-gegen-corona-viren/

https://pubmed.ncbi.nlm.nih.gov/203115/

http://www.foodgrade-hydrogenperoxide.com/sitebuilder-
content/sitebuilderfiles/TheTruthAboutFGHP.pdf

https://ccforum.biomedcentral.com/articles/10.1186/
s13054-020-03249-y

Link zu (4)
https://www.cochranelibrary.com/
Die Seite ist in englisch

Link zu (5)
https://tkp.at/2020/12/14/empfehlungen-zu-corona-
prophylaxe-und-wirkungsvoller-behandlung-von-top-
medizinern/

Link zu (6)
https://www.tandfonline.com/doi/full/
10.1080/14787210.2020.1706483
Das Original ist in englisch.

Link zu (7)
https://www.pharmazeutische-zeitung.de/klassiker-im-
neuen-licht/

https://www.drstrunz.de/aktuelles/2021/11/20211108
_Vitamin_C_stoert_Chemotherapie.php

https://imahealth.org/

file:///home/traude/Downloads/FLCCC_Alliance-I-
MASKplus-Protocol-DEUTSCH-1.pdf

https://legitim.ch/silberweidenrinde-ein-uraltes-
naturheilmittel-gegen-schmerzen-und-entzuendungen/

Gefunden bei Haymetic

Weitere Bücher in meinem Bod – Shop

https://buchshop.bod.de/catalogsearch/result/index/?q=traude%20schubert%20&product_list_order=bod_release_date&product_list_dir=desc

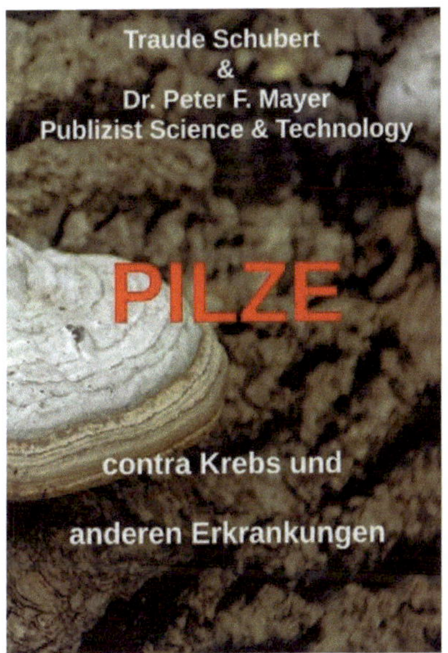

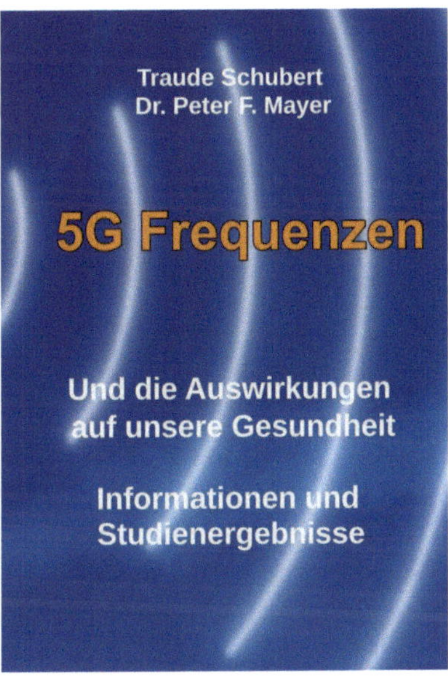

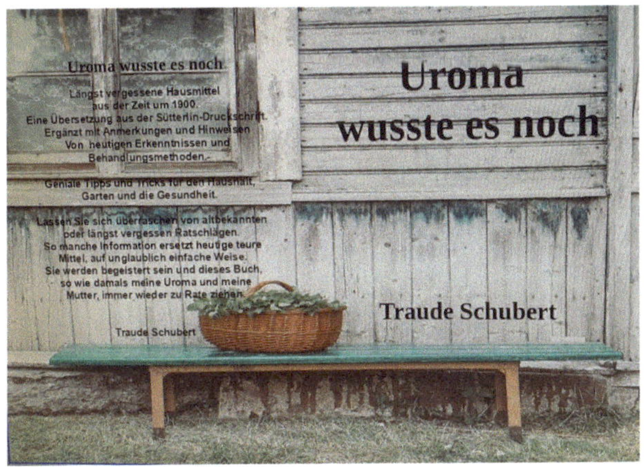

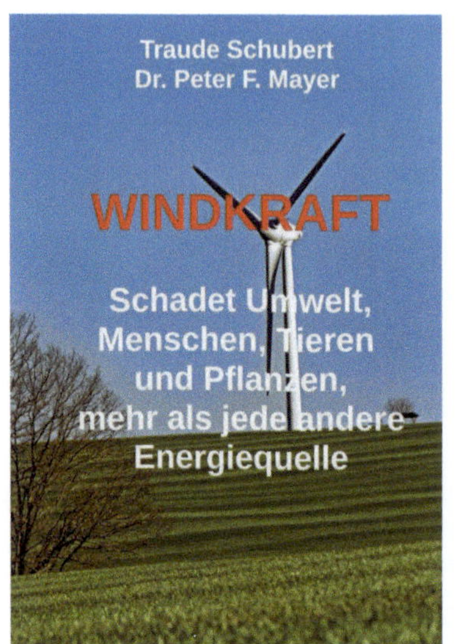

Traude Schubert
Dr. Peter F. Mayer
WINDKRAFT
Schadet Umwelt,
Menschen, Tieren
und Pflanzen,
mehr als jede andere
Energiequelle

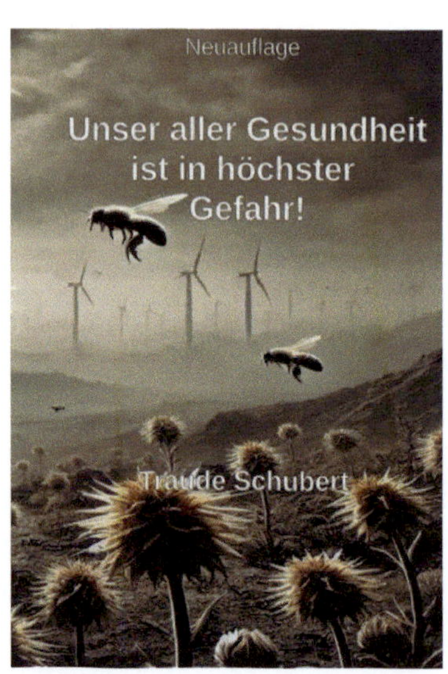

Neuauflage
Unser aller Gesundheit
ist in höchster
Gefahr!
Traude Schubert

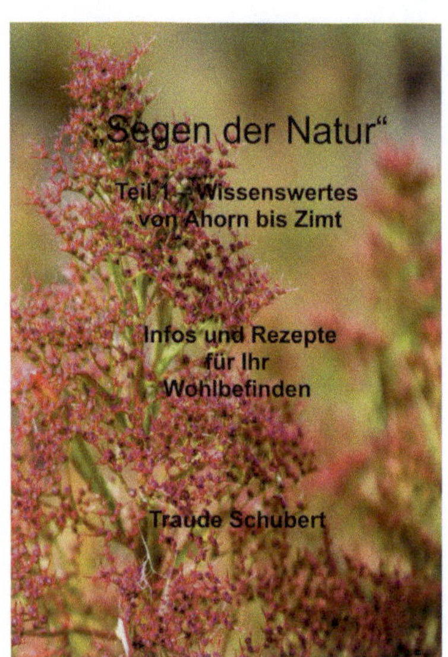

„Segen der Natur"
Teil 1 - Wissenswertes
von Ahorn bis Zimt
Infos und Rezepte
für Ihr
Wohlbefinden
Traude Schubert

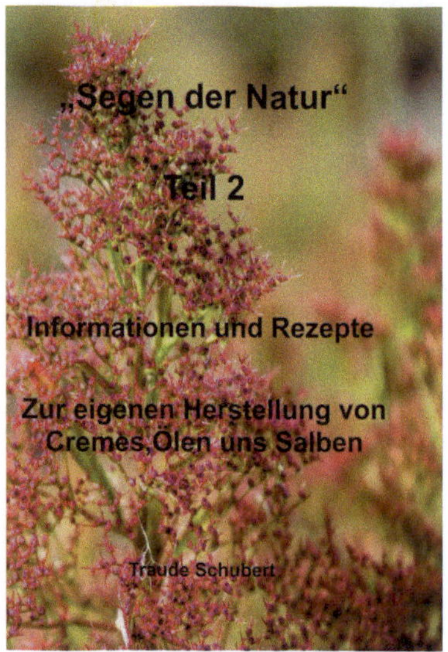

„Segen der Natur"
Teil 2
Informationen und Rezepte
Zur eigenen Herstellung von
Cremes, Ölen uns Salben
Traude Schubert